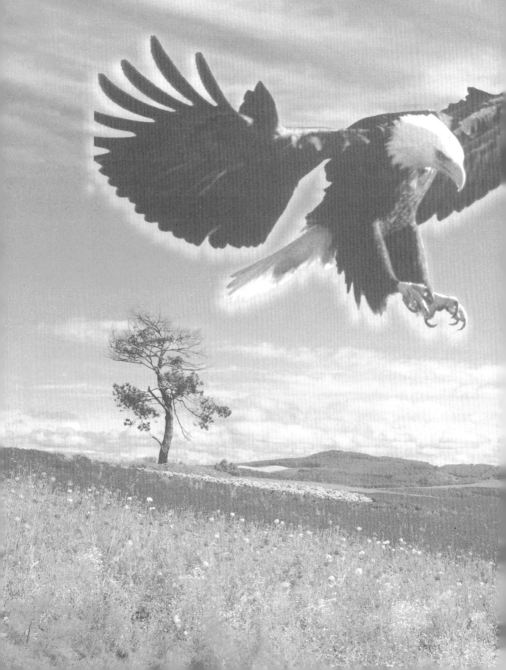

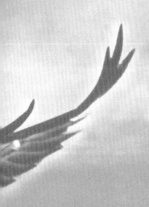

大展好書　好書大展

品嘗好書　冠群可期

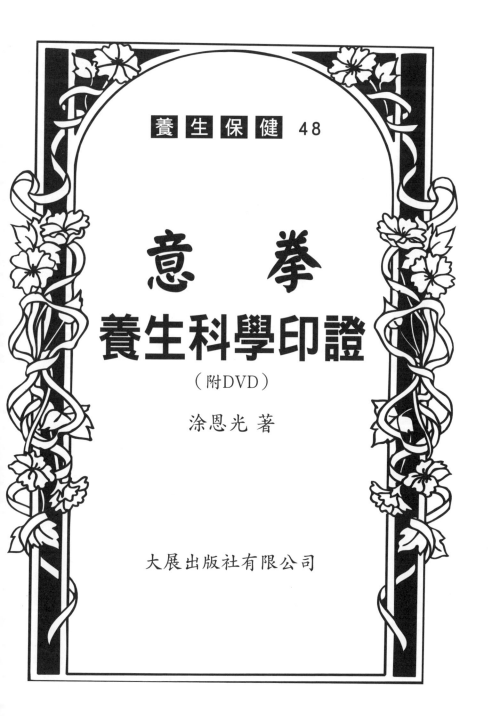

養生保健 48

意拳
養生科學印證

（附DVD）

涂恩光 著

大展出版社有限公司

個人簡歷

　　涂恩光　一九四四年一月一日出生於廣東省梅州市，自幼居住讀書於北京，一九六○年向北京協和醫院理療科主任李大森學習中醫推拿按摩。文化大革命時期到新疆生產建設兵團十幾年，一九七九年返京，一九八○年曾向北京牛街常師傅學習楊式太極拳。一九八四年到香港定居，多年來一直學習太極拳及養生功。

　　陳氏太極拳老師是陳小旺、楊氏太極拳老師是李德印的師兄張鴻成，意拳養生功的老師是在二十七年前拜意拳第二代王斌魁的徒弟金啟榮師傅。二○○○年後曾在奧地利第二大城市格拉茲開辦中華太極氣功學校，近年來本人曾經到過海內外多方尋師訪友，曾到陳家溝得到過太極拳大師陳小星老師以及陳家溝太極醫學中心母秀英老師的指點；二○○七年因家務事

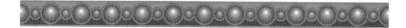

返香港，二〇〇八年十一月在離島長州辦太極養生館。

現為香港太極總會師資證書，太極拳教練，

北京人文大學武學院中國傳統武術教練，

北京人文大學武學院中國武術與醫療專業特邀教授。

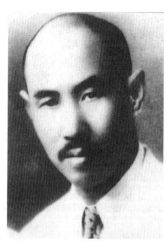

近代武術家意拳祖師
王薌齋先生（1886－1962）

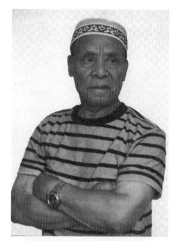

意拳第二代大師兼書法家
李見宇先生（1924年——）

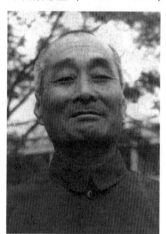

金啟榮先生的老師意拳第二代
武術家王斌魁先生

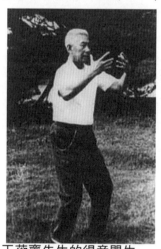

王薌齋先生的得意門生
香港意拳傳人韓星恒

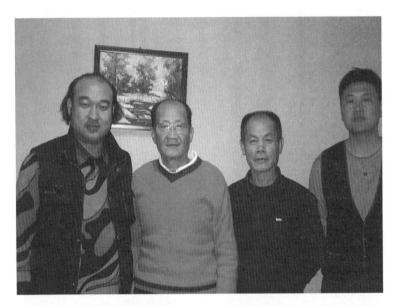

作者（左二）與北京石景山武協秘書長王海龍（左一）協會副
主席高飛（左三）協會副主席馮永賓（左四）在一起。

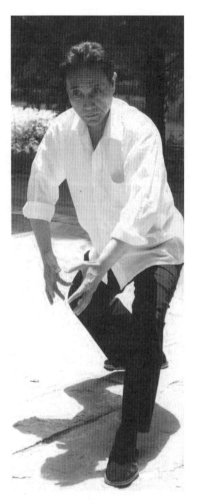

作者的老師金啟榮先生在演練伏虎樁

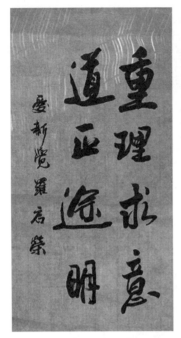

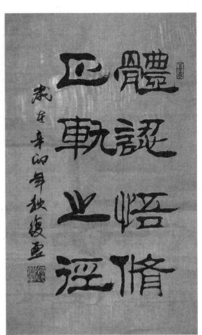

金啟榮 字　　　　　　何耀君 字

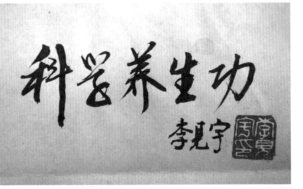

李見宇 字

自 序

　　「意拳養生科學印證」這本書主要講的是透過講意拳養生功的功法,將東西方科學相互印證及互補,借喻東西方科學不同的角度給學習養生功的朋友更大的信心。

　　現在在民間流傳的許多養生功都是寶貴的中華民族的文化遺產,是源自於中華民族的養生學、武學和醫學的瑰寶,是個極具有科學性的人體內部的有氧運動,意拳養生站樁功是其中的佼佼者。

　　從老年人的角度來講中華民族的養生功是勝過西洋健身運動(因為西洋運動大部分比較激烈,對老人身體是會有傷害的),中華民族的許多文化遺產立論就在兩三千年以前,因為時間太長,我們現在的文字和當時的文字是有差異的,缺乏專業性系統性的歸納,所以我們古文化的流傳經常會被誤解,再加上

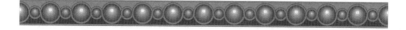

別有用心的人故弄玄虛，人們在接受的時候會有些困難，現在我們儘量用現代科學的語言和現代的科學理論根據來對應解釋相信效果會好的多。

特別需要感謝的是美國約翰霍普金斯大學生物物理學博士王唯工先生，我在本書的多處引用了他的「氣血共振」以及「共振波」的理論，這也是為了應對西醫以及西方科學觀對我們東方科學中華民族文化當中的——「氣」字的懷疑與挑戰下的定義：根據自己幾十年研究與練習養生功並且結合「氣血共振的理論」將中華民族自古以來令許多人感到神秘的醫學、養生學、武學，令西方人感到困惑的「氣」字下了一個有利於傳播到國際世界的現代科學語言的定義。那是：人體自身五臟六腑的氣血共振所產生的共振波就是——「氣」！

這件事十分有意義，希望這個定義也能夠得到國內外的共識與公認，使中華民族的醫學、養生學、武學等傳統文化在國內能夠更好的普及在國際上的地位也能夠得到應有的提高。

本書是教您如何用自己的氣醫自己的病，功法方

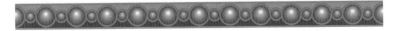

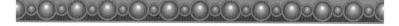

面大至分為三層，一，為站樁靜功，二，為站樁動功，三，為站樁靜功與小周天（逆式呼吸法）的合二為一功，以及站樁動功與大周天的合二為一功。

本人認為學習者應該是按照自己的身體情況與需要各取所需，因為即使是簡單的第一層自然呼吸的抱球樁學習者，只要是肯堅持都會受益無窮。前面的兩層完全是養生者學習的，後面的大周天學習了之後也可以用在習武方面，無論是太極拳、形意拳、通臂拳、少林拳一通百通。

現在市面上流通的易筋經如果初學者沒有樁功的根底，就是易筋操，起不到暢通五臟六腑、四肢百骸、易筋通經的作用，所以易筋十二樁，是充電、是調整微循環的氣血共振，是以樁功為基礎的動功。除了本書的動功外，也可以按照少林寺的釋德虔的書與圖練習。

希望同時也有更多的朋友們由這本書更加瞭解我們中華民族的傳統文化，由瞭解這本書能夠進一步解除一部分持有西方文化的朋友對東方文化的誤會，由瞭解這本書能夠有更多的朋友進一步破除迷信，認真

的學習站樁養生功，使我們中華民族的科學文化能夠
更好地普及到全世界，用以提高全人類的身體素質。

國際功夫聯盟總會養生課程專選教材

香港太極養生館彙編　涂恩光執筆

2011、11、11於離島長洲

馬　序

　　恩光的《意拳養生科學印證》即將出版，可喜可賀。

　　本書主要說的是「站樁功」，是醫學氣功的一種，其理論深植在中國文化，從易經與內經汲取養份，也在近代生命科學得到支持，尤其是「氣的共振理論」，這是亙古通今的精神。

　　「站樁功」動中有靜，靜中有動。站樁時招式更替轉換，氣隨意行，形意相繫，形神合一。形體納進大自然中的清氣，混合已吸收轉化的營養時，是「天人合一」：氣由先天元氣溫煦推動，經「任督二脈」輸至十二經，送達五臟六腑，轉抵四肢百骸。是故，生得養，命能保；正氣盈，病邪卻。

　　事實上「站樁功」堅實地站立在中醫的養生精神上。內經云：「上工治未病」，亦云：「未病先防，

既病防變」，可見「養生防病」是傳統中醫學的最高境界。

本書詳盡介紹三十來種樁式，並臚列有關可治的疾病。恩光關心的是人，鼓勵大眾從站樁功中防治各類病患，減省不少醫療費用。

本書附DVD光碟，讀者可一邊閱讀，一邊跟恩光體會站樁的樂趣。這確是很好的教材。心到、眼耳到、手腳也齊到：學不離習呢。

本書普及性、可讀性、知識性、實用性高。樂於薦與大眾。

市上用現代科技語言詮釋自古以來中華民族文化「氣的定義」的書仍然未見，本書填補了這缺口；這是本書的貢獻與特點。

寫作認真，言之有物。樂之為序。

馬傑華中醫師序於 香港‧和通堂
二〇一一年十二月十六日星期五

王　序

　　《意拳養生科學印證》即將出版，我想為涂先生
這文章寫一篇序。

　　認識涂恩光先生已久，他為人淳樸熱情、寬厚樂
意助人，並知曾在文革時到新疆兵團修理地球務農，
生活的歷練讓他從沒放棄對健康養生的追求，回北
京後定居香港，從事貿易及中華養生文化的學習與
研究。退休後曾經到奧地利授教授太極拳意拳及養生
功，現在於香港某個海島上過著返璞歸真的退隱生
活，休養生息研究養生；六十七歲娶妻，六十九歲得
女，全都有賴於他幾十年如一日的堅持站養生樁及打
太極拳。

　　見過許多寫意拳養生功功法的書，但作者所習不
同，體悟有別，水準不一，用現代科學理論來印證的
就絕少了，尤其是用氣血共振理論，將中華民族文化

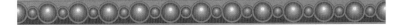

的中醫武術氣功裡面的「氣」論述的如此精闢，更是少見。這對我們中華民族的武術文化在國際上傳播是極為有益的。

涂先生勤於筆耕，筆法以文史功理相交融會，蘊育五載出此專著，對意拳養生的歷史沿革、理、法介紹盡詳。該書史料翔實，立論公允，條理清晰，文筆流暢，著重要說的是少林易筋經在世間口傳身授，流傳甚久，一般都是練動功，練靜功也都有耳聞，但是涂先生用練意拳養生椿動靜結合的功法使易筋經既好記又好練並且體悟身知效果奇佳，這種系統地編纂法既有益於廣大民眾習練，又為對意拳養生功法的研究提供了便利，更進一步使易筋經發揚光大涂先生功不可沒！

將要出版的《意拳養生科學印證》，是知識性、科學性、史料性較強的一本難得的武學作品。涂先生本著經過千般琢磨百般修改，對讀者認真負責絕不草率從事的嚴謹寫作態度，都貫徹本書的始終。開卷入目，當如春風撲面，使人在可讀耐賞、廣知博聞之餘，汲取有益的精神營養。

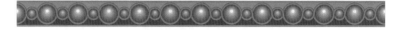

　　鄙人是武學文化的學者，本無資格為涂老師的這本書作序，但和先生摯友多年，對其晚年寫作生涯、武學活動知之較多，故樂於介紹，拙筆權作書序。

　　　　　辛卯年秋雨夜筆於北京西山八大處宅邸

　　　　　　　國際功夫聯盟總會秘書長

　　中國武術協會北京市石景山區武術協會秘書長

　　中央電視臺（武林大會）專家評委　主持人　王海龍

楊 序

　　二十年多前就認識涂先生，那時候的他身材瘦瘦的、駝背，知涂先生和我大哥一樣也是六五年從北京到新疆兵團支邊的，自然親切起來。涂先生落實政策回北京又定居香港，在港期間，涂先生從事貿易，很早就將養生健康理念和現代科學養生有機結合起來，尋求大眾化的科學養生保健普及工作，並且將養生健康設備及食品引進大陸。九五年時涂先生從香港引進保健品的奇葩——甲殼質（幾丁質、幾丁聚糖）我們為此物質成立了中國甲殼質研究會（籌），陳可冀院士任會長。涂先生任國際顧問，我任秘書長。九六年十二月八號北京釣魚臺國賓館成功召開了中國第一次甲殼質國際研討會，轟動了整個科技界和新聞界。促進了甲殼質事業在大陸的蓬勃發展，涂先生在此方面功不可沒。九七年我和涂先生發現甲殼質在農業上的

應用的重要性。涂先生也曾無私地幫助過我為中國的農業有機化（生物製劑）發展做了許多工作。兩千年涂先生去了歐洲奧地利普及推廣太極拳、意拳養生功，其間我發現涂先生的背不駝了。真是奇蹟！不可思議！這時我才猛然聯想起涂先生在廣州時就插空倆手持抱球狀練意拳養生功。而幾乎從那時起涂先生就教我這一套功法，可惜十多年來我時練時不練沒有堅持。這也枉費了涂先生的一片苦心，直至一一年五月我的血壓高至220住進醫院。一個月出院後我本著有事臨時抱佛腳的態度下狠心堅持了五個月。效果終於體現出來血壓維持在130在140之間（高壓）低壓80至85。氣血循環正常而其食慾大增。

在我給其書寫序之時有一些聯想與回憶。在此之際祝願涂先生身體健康。像新疆的胡楊樹一樣茁壯長壽。也盼望涂先生將——意拳養生功——像天山雪蓮般的奇葩，施香社會，惠及民生。

北京國恩科技發展有限公司
　北京昌寶綠緣生物製品廠　董事長　　楊寶森

目　錄

一、前 言

東方科學中華民族文化遺產——古為今用

本書用現代科學、現代醫學的觀點包括生物學、營養學、微循環學說、氣血共振學說、與東方科學觀點相互印證。逐一說明我們中華民族文化遺產養生功存在的合理性、真實性、科學性、有效性、以及寶貴性。並且說明瞭那些所謂的氣功大師故弄玄虛的實底——因為它們並不神秘。

中國人自古以來就有自己獨特的養生之道，養生之術歷史悠久，但乏書籍稽考，也無文字記錄，偶獲片紙，也多殘缺不全，根據先輩傳述和多方的參考，應是古代人類與大自然界同毒蛇猛獸競爭生存時，由爭鬥經驗中，逐漸積累演變，不知經過多少千年多少萬人的參加研究探討中得來。二千餘年前，即有《內

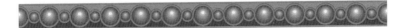

經》一書。

1：《內經》一書的提示，《內經》為中醫寶庫，對防病治病之法，記載甚多，其中《素問》一篇，就是專講養生的，原文是：「提攜天地，把握陰陽，呼吸精氣，獨立守神，肌肉若一。」

先哲早已把它列入《黃帝內經》，一方面視作防止疾病的養生術，另一方面凡藥石刀針不能奏效的多種疾病，就根據這種道理，使患者鍛鍊休養，作為體育醫療並和《靈樞》互相為佐，其主要內容是養靜，就是「獨立守神」。以西漢馬王堆出土的馬王堆導引圖為證《馬王堆導引圖》是1973年在湖南長沙馬王堆漢墓出土的帛畫，為西漢早期作品，是現存最早的導引圖譜。原帛畫長約100公分，高40公分，分上下4層繪有44個各種人物的導引圖式。「導引」是中國古代的健身、養生方法。古人對導引的要求是「導氣令和，引體令柔」，即由運動形體、調整呼吸等手段，使人的氣機和緩通暢，形體柔軟圓活。

2：《馬王堆導引圖》的提示：(1) 古人健身方式全面，有運動形體、有調整呼吸，有徒手有器械

運動。(2) 導引與治病的關係，圖中有治病的文字，如「煩」、「痛明」、「引聾」、「引溫病」等。(3) 從圖中人物看主要是庶民階層，說明早在秦漢時期，導引術已經在社會上流行。(4) 為中國是醫療、養生、健身的發源地提供了證據。英國科學家李約瑟博士曾經認為，西方現代的醫療體操實際上是從中國早期的體操傳入歐洲演變而成的。

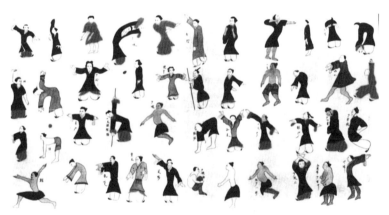

馬王堆導引圖

　　3：古代印度瑜伽術流傳到中國：古代中華民族的養生術結合印度傳到中國上千年的瑜伽術發展成為我們中華民族現在各種養生功的一部分，中華養生功

豐富多彩，其中包括易筋經、洗髓經以及站樁功、內丹功、吐納功、拍打功、拉筋功、八段錦、五禽戲以及其他……多種多樣對於人體的養生健康都有奇效，在武術方面也有奇功，只是因為我們民族文化在這方面缺乏系統歸納保管，以及固執保守，不善於開門傳授，缺乏現代科學論證，令它有神秘感令人信心不足，所以沒能夠得到很好的傳播。

4：意拳養生功是近代武術大師王薌齋先生在他創造的意拳的基礎上發展的以站樁為基本功法的養生功，練習意拳養生功不但可以健身防病，並且還能夠醫治疾病，王先生創造的養生功目前已經流傳到香港、亞洲、歐洲、南北美洲以及全世界，使諸多人受益，因此，王薌齋先生對於人類健康的貢獻真是功不可沒的。

二、站樁靜功篇

我學習的第一個樁──意拳渾圓樁

本人自幼多病，僅僅二歲前就曾經在梅縣鄉下打過擺子，在蘇州得了傷寒病，後來還發現有肺結核（十歲才好），六歲隨母親到北京又得了百日咳，慢性扁桃腺炎等，反正小的時候就一直在看病，文革時期曾經十三年在新疆兵團，挖土方、扛木頭，自然身體有害無益，但對健康的追求依然沒放棄。

自幼本人對傳說的武術十分著迷，可惜無緣求學，三十年前再北京看見我的街坊吳建紅站在那兒抱球，我就跟著學了我自幼以來的第一個樁──渾圓樁，後來我就去了香港，一年以後回來拜了金啟榮老師（注一）為師傅，因為跟著師傅的時間不長，但是依然得益匪淺，雖然師傅就簡單地也就是做個抱球的形

狀，其實就是一個極為簡單的抱球渾圓樁，為什麼下面我確寫出了五百多字來（甚至於還有更多的描述在後面）？因為養生樁是東方文化，東方文化具有代表性的有國畫、書法、武術，這些既具有藝術性，又需要時間的文化，需要的是參與者自己的悟性、境界、智慧、想象力、創造力發揮的如何，以及投入的時間、精力有多少，成果自然就不同。

練習出來的功是一種看不見的藝術體，如同一件藝術品——書法、國畫、雕塑品一般，因此，我們也可以說練習養生功是一門追求健康的藝術；簡單的抱球功，不同的人就能夠練出不同的成就來，只要是肯認真的練，就會練出到你意想不到的結果。

後來我去了香港，在沒有師傅的情況下自己站，最多我也能夠站一小時，後我由香港回來北京，又由我的街坊吳建紅的帶領，我拜了師傅。現在站樁對於我來說如同是吃飯，是每天都不能夠少的一件事情，站樁使我的身體有了許多的變化，最明顯的就是「羅鍋子」沒了！

前幾年我回北京遇見了原來一起支邊的幾個老

朋友，他們都知道我原來在新疆有個外號叫「羅鍋子」，他們一見到我就說：誒！怎麼你的「羅鍋子」沒了？再有就是在新疆就得了痔瘡，七九年回到北京將在鼓樓醫院開過刀，開刀也沒有用，沒過多久就又犯了，犯了的時候肛門就有分泌物十分討厭，並且經常犯，最近這幾年因為站樁帶練小周天提肛，始終都沒有再犯。

當時我們一塊去新疆支邊的有一百多人，現在已經送走了些，剩下的比較起來我算是健康的，我馬上就快七十歲了但是還能夠精力充沛的將一套陳氏太極拳老架一路穩穩地、紮紮實實打下來一點都不喘，這都是站樁養生功的好處！

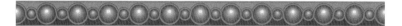

注一　金啟榮先生

　　　　1964年——1967年隨郭古民習練八卦掌（穿掌）

　　　　金啟榮（愛新覺羅·啟榮），滿族，生於1951年5月，王薌齋之再傳弟子。

　　　　1965年秋拜王斌魁先生為師習練意拳，受姚宗勳、李見宇、王玉芳、周子炎、楊德茂、朱堯庭等多人教誨。

　　　　現為人文大學武學院意拳教授、南少林武僧團意拳顧問、石景山區武術協會意拳顧問、國際功夫聯盟總會意拳顧問。

　　　　所收授弟子遍佈德國、義大利、日本、英國、美國、西班牙、巴西等多個國家。

　　　　2001年—2007年組織散打比賽英雄榜MMA綜合搏擊。

三、意拳養生十九樁

意拳養生十九樁是在我在金啟榮師傅的長期指點下，練習意拳渾圓樁的基礎上，在李見宇師傅等老前輩們的一些寶貴經驗的啟發下，根據自己遇到的人體不同的需要彙編成的不同樁勢。

站下面所有樁的準備「**意念**」，其前提是氣定神寧，心情舒展開闊，樂觀信心十足，忘記一切負面的事情（其中包括患有疾病者），個人命運的順逆，那怕是天大的事情都必須暫時放一放，調整自己使之有個美好快樂的內心世界。

練習養生功需要將與我們無關的一切壓力放在外面，其中包括鬥爭、衝突、競爭、人事關係以及各種憂慮，讓我們從中解脫出來，以良好的環境做依託，在大地自然中的叢山峻嶺，江河湖海，花草樹木中怡然自得。

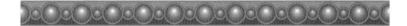

（一）功　法

一、站立式

【準備式】氣定神凝，全身放鬆，五指併攏，雙手放在大腿兩邊，雙腳與肩寬，腳掌微吃力，腳趾抓地。

1：下抱球式（下渾圓）（圖1、2）

【站法】雙足與肩同寬，自然站立，雙膝微曲，尾閭中正，頭項上領，目微閉，臂要半圓，腋要半虛，十指要彎曲分開，撐腕圓虎口，手掌有要撐勁兒，雙臂環抱，含胸拔背，沉肩墜肘，手心向內，對著丹田穴，**共振意念著力鬆緊著力點在丹田穴**。意念能集中於丹田穴最好，若有走念不妨，總之意念重注於丹田穴，不求高度入靜。一個星期內必丹田漸暖，此即元氣生發現象。一個月後加入如下意念：站立時，宇宙四面八方之白色元氣從四肢百骸匯入丹田穴

中，練功日久，則能達「內氣不出，外氣反入」之境，內外元氣均匯入丹田，此乃內壯之源也。

【意念】氣定神凝、心情舒展開闊樂觀信心十足，人立於水中，雙手抱球，球在轉要跑，雙手抓住球；用皮膚呼吸，水就是空氣，空氣就是意念當中的水，盡情享受美麗的大自然。

【動功】要揉中：揉功廣泛應用於內外二家功夫，揉功用於「內壯」，能起到意念專注，聚精會神之效，而意為氣之君，意到氣到，揉之既久，則真氣自聚。用於外壯能將筋膜練得富有彈性而騰起，同時又能暢通氣血，起到按摩的作用。揉時要注意幾點：

①要從身右邊推向左邊。因人體左肝右肺，肝主血，肺主氣，如此使氣入血，至氣血融合。

②揉時應該動作輕、緩、淺。

③揉時不能與皮膚相擦，因為揉功主要是為揉筋膜所設，因此亦不能太輕。

【預防與醫治】體力不支、氣虛、增加微循環、疏通中氣、固腎，增加男女的生殖能力。增加丹田中氣、調理子宮卵巢對婦女病有康復、保胎等作用。

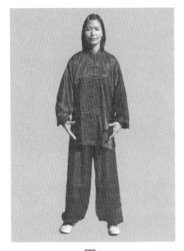
圖1

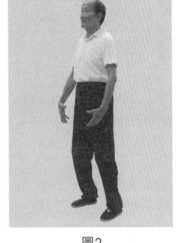
圖2

2：渾圓式（圖3、4）

渾圓樁有很多的名字，如：太極樁、中定樁、抱球樁等等。渾圓樁是除了無極樁之外，其他所有樁的母樁。渾圓樁分上裹式、中抱式、撐撐式、兜抱式、下提抱、下抱球（這裡講的及圖為中抱樁）。

【站法】練這個樁需要全身放鬆，雙腳分開如同肩寬，雙腿稍微彎曲、臂要半圓腋要半虛，肩鬆肘垂、雙手由開合樁上升到胸前呈抱球狀，撐腕圓虎口，虎口相對，手掌有要撐勁兒，有撐三抱七之意，

肩要鬆、胸要含、腹要圓、虛領頂勁（後背與脖子需要直挺頭如頂物），十指自然分開彎曲，臀部微後坐，不要用力，精神放大，這樣能夠使心胸開闊舒暢，肺活量增加，氣易下沉，血液循環加速，新陳代謝加強。脊柱保持直的狀態，兩眼平視前方，檢查一遍是否周身舒適。雙手與身體應該有一種力的三角對應感，如同是站在水裡，人是在輕微的動，有一種水動人也動的感覺。站時尋找腳底下由湧泉穴至百會穴之間的那條直線的一種遊走的內應力，通過雙手的微力，同這條線可以成為一個三角回力，用這個回力可以提、拉、拔、轉、拽、頂和鼓蕩來調整我們人體內部的不舒服，這個回力的著力點是在丹田與後腰之間；通過這種調整人體的不舒服，調整到舒服（這裡指的一般是內傷而不是慢性病，慢性病一般用舒展精神法）並且達到精神煥發的程度，就會醫治我們身體內部各種損傷、疾病；渾圓樁不止可以養生醫病，長時間的站，人的身體就會變的柔、軟、鬆，內部含有一種畜力，正如王薌齋先生（注二）所云「三勁成體、六力錯綜」（《斷手述要》）。

站好渾圓樁無論是練習什麼功夫動作都會比較自如，比較得心應手，所以說，渾圓樁是除了無極樁之外，其他所有樁的母樁。

【意念】氣定神寧，心情舒展開闊樂觀，信心十足，人立於水中，雙手抱球球在轉要跑雙手抓住球；水動人也動，用皮膚呼吸，水就是空氣，空氣就是意念當中的水，盡情享受美麗的大自然。

【動功】可以做推木的動作，**意念**是人站在水裡面，面對著一個由上游流下來的大樹幹，練習者用雙手迎著木頭向前推，一腿前一腿後，來回伸收帶動身體，左右腿可以換位，木頭因為水的推動就會又壓過

注二　王薌齋先生字宇僧號尼寶1896年（清光緒十二年）農曆丙戌年生於河北深縣魏家林村。1898年，師從形意拳名家郭雲深學習形意拳。後得湖南心意拳名家謝鐵夫傳技。1923年在福建訪縱鶴拳家方永蒼。1925年過淮南遇黃慕樵學「健舞」。1928年在上海與六合八法拳（華岳心意六合八法拳）名家吳翼翬相交。1937年在北京四存學會傳授意拳。1939年在《實報》上公開聲明其觀點，以武會友。張壁(張玉衡)請以「大成拳」稱，故意拳又名大成拳。1945年在北京太廟成立拳學研究會，傳授大成拳站樁功用於健身及治病。1963年7月12日，病逝於天津。著作有《拳道中樞》、《意拳正軌》、《大成拳論》《斷手述要》等。

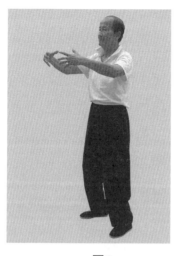
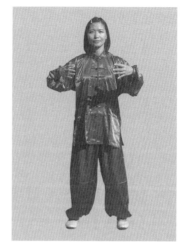

圖3 圖4

來，如此往返，練習時間也是站了多長的時間就練習
多長時間。

【預防與醫治】意念發展到渾圓能夠使人的大腦
及中樞神經得到適當的休息；因為促進微循環，元氣
增強免疫力提高，所以對各種循環系統的疾病例如：
惡性腫瘤、腦血管疾病、心臟疾病、糖尿病、慢性肝
病及肝硬化、腎病、肺炎等疾病均有防治作用；並且
疏通中氣、調整腰與脊椎及減肥作用。

3：外撐式（圖5）

【站法】全身放鬆，雙腳與肩同寬，雙手高提比肩高，五指分開掌心向外，撐腕圓虎口提腰直背。肩鬆肘垂，雙手兩肩如撐物，拇指指天，大指掛物，食指鉤眉，使前後上下的力達到均整平衡，即有推撐之意，但是不能夠過力，其他方面如同渾圓樁的要求。

【呼吸】自然呼吸或者用腹式呼吸法。

【意念】氣定神凝、心情舒展開闊樂觀信心十足，人站泳池跳板上**前推玻璃碎、後仰掉水中**，含蓄之意令你端端站立。

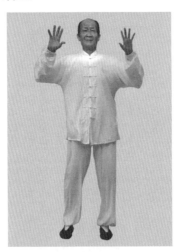

圖5

【動功】可以做推木的動作，意念是人站在水裡面，面對著一個由上游流下來的大樹幹，練習者用雙手迎著木頭向前推，木頭因為水的推動就會又壓過來，如此往返，練習時間也是站了多長的時間就練習多長時間。

【預防與醫治】對於肩、背、臂、脊椎的疾病有康復治療作用，以及擴大肺活量。

4：托天式（圖6）

【站法】全身放鬆，雙腳與肩同寬，雙手高舉手心向上成為托物狀，鬆肩，頭頂百會穴、收下巴，手舉的可高可低，兩眼平視前方，站到一定的時間可以雙腿彎曲再向上托，來回做幾次，其他方面如同渾圓樁的要求。

【意念】氣定神凝、心情舒展開闊樂觀信心十足，人立於瀑布中，水由上至下，雙手托物；用皮膚呼吸，水就是空氣，空氣就是意念當中的水，盡情享受美麗的大自然。

【動功】可以做托物式：雙手收回雙腿下蹲，之

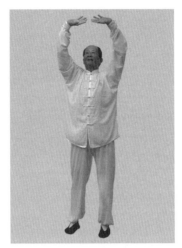

圖6

後雙手、雙腿均向上伸直如同托物，如此往返，動作要慢，時間亦是與站的時間相同。

【預防與醫治】此樁可以解除疲勞，對長期從事電腦工作後遺症極為有效。患有頸椎病、肩軸炎具特別的療效，並且可以預防腦中風。

5：休息式（圖7）

【站法】全身放鬆，雙腳與肩同寬，雙腿稍微彎曲、肩鬆肘垂、雙手放在腰背後，雙手放鬆，自然彎

曲分開，手心向上，如抓物狀，神經穩定，使大腦皮質放鬆，不要用大力，雙眼微閉，周身舒適自然，心情穩定。

當你站其他的樁累了時，就可以站這個樁，這個樁可以舒緩你站其他樁時的不舒服。

【意念】氣定神凝、心情舒展開闊樂觀，信心十足，人如同站在淋浴的噴頭下正在淋浴，雙手向上兜著由上至下的水；用皮膚呼吸水就是空氣，空氣就是意念當中的水。呼吸：可用腹式呼吸法，盡情享受美麗的大自然。

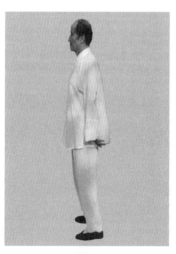

圖7

【動功】可以做分水式，兩手分開在兩則張開手掌，用意念慢慢的做前後撥水的動作。時間：站多少時間就動多少時間。

【預防與醫治】體弱但是還能夠行走的、需要恢復元氣的、當你站其他的樁累了時，就可以站這個樁，這個樁可以舒緩你站其他樁時的不舒服。

【收功式】雙手向下在雙腿旁貼近雙腿恢復到起式，立身中正，雙眼平視前方，一條腿向內收半步雙腳併攏，左手捂小腹，右手在上，使內部的共振歸與平穩。

以上**每式都應獨立學習，平時單獨練習。熟練之後可做連環樁練，這五式連環樁式是舉例演練。**

6：無極式

【站法】無極樁是一種原始樁，練這個樁就如同嬰兒在母腹中的樣式，全身放鬆雙手抱小腹，雙手重疊在丹田手心向內，在下面的手男左女右，雙腳分開如同肩寬，身體有點稍稍前傾，雙腿稍微彎曲站時，尋找腳底下由湧泉穴至環跳穴之間的那條線的一種酸

酸的遊走的感覺（圖8）。雙眼望著前面的地面。

　　站無極樁的目的主要是為了養人的丹田之氣，增加人的元氣，身體虛弱的人，經常站這個樁就會變得強壯起來。

　　【意念】氣定神凝、心情舒展開闊樂觀，信心十足，人如立於水中，水為母腹，練習者自認為是母腹中的嬰兒，用皮膚呼吸，水就是空氣，空氣就是意念當中的水。

　　【呼吸】最好用腹式呼吸法，沒有學過腹式呼吸的用自然呼吸亦可。

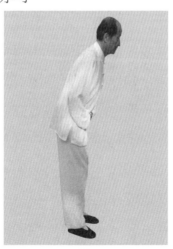

圖8

【動功】可以做分水式，兩手分開在兩側張開手掌，用意念慢慢的做前後撥水的動作。時間：站多少，就動多少時間。

【預防與醫治】先天不足、增加男女生殖能力、氣虛、疲勞、增加丹田中氣、調理子宮卵巢對婦女病有康復作用、保胎使生產順利、避免剖腹產等。

7：開合式（圖9、10）

【站法】以下抱球式站十分鐘為開始，雙手由小腹分開手心各個都對著大腿的兩側，臂要半圓，腋要半虛，撐腕圓虎口，十指要彎曲分開，手掌有要撐勁兒，兩腿稍微彎曲，兩隻手的五指慢慢收合再張開，做一種微小的開合動作，兩隻胳膊可以感覺（氣血的作用）到好像有一種力量在支撐著向上，就這樣如此的反覆作，全身向上挺拔，兩肋會產生鼓蕩，令整個人感覺到周身是舒服的。雙手慢慢向上，食指尖向上，雙手相對就變成渾圓椿。

【意念】氣定神凝、心情舒暢開闊樂觀，信心十足，人立於水中，人的動作受到水的壓力和束縛，有

力又施展不開，只能夠慢慢的開合，用皮膚呼吸，水就是空氣，空氣就是意念當中的水，盡情享受美麗的大自然。

【動功】開合椿本來就是一個動靜結合的椿，按要求練不再做其他動功亦可；也可以做分水式，兩手分開在兩側張開手掌，用意念慢慢的做前後撥水的動作，動的時間，站了多少時間，就動多少時間。

【預防與醫治】增加微循環、疏通中氣、調整腰與脊椎的痛處。增加丹田中氣、調理子宮卵巢對婦女病有康復作用、保胎使生產順利，避免剖腹產等。

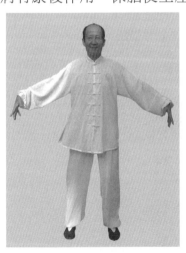
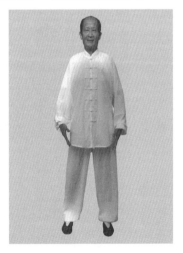

圖9　　　　　　　　　圖10

8：接天式（圖11）

【站法】全身放鬆，雙腳與肩同寬，撐腕雙手高舉，手心相對成為倒八字，好像在接受天賜給我們的能量，提腰全身放鬆，兩眼望天，其他方面如同渾圓樁的要求。這樣能夠使心胸開闊舒暢，肺活量增加，氣易下沉，血液循環加速，新陳代謝加強，注意脊柱保持直的狀態。

【意念】氣定神凝、心情舒展開闊樂觀，信心十足，熱愛大自然懷抱大自然，盡情享受美麗蔚藍色的天空，盡情享受大自然，人立於瀑布中，水由上而

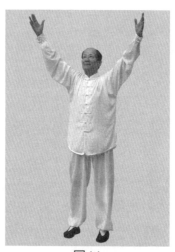

圖11

下，雙手高接上天之物；用皮膚呼吸，水就是空氣，空氣就是意念當中的水。呼吸自然。

【動功】可以做托物式：雙手收回雙腿下蹲，之後雙手、雙腿均向上伸直如同托物，如此往返，動作要慢，時間亦是與站的時間相同。

【預防與醫治】此樁與托天樁互相交替的站，對長期從事電腦工作後遺症極為有效。患頸椎病肩軸炎有特別的療效，並且可以預防腦中風。對神經系統及肺部疾病，以及病後康復需要加強運動者均為適合。

9：提抱式（圖12）

【站法】全身放鬆，雙腳與肩同寬，雙腿稍微彎曲，撐腕圓虎，口雙手下垂，成掌形，掌尖斜向下，掌心相對提到丹田前五公分，臂要半圓，腋要半虛，十指要彎曲分開，虎口要撐開，手掌要有撐勁兒，提腰直背，全身放鬆，兩眼平視前方，其他方面儘量按照渾圓樁的要求做。這樣能夠使心胸開闊舒暢，肺活量增加，氣易下沉，血液循環加速，新陳代謝加強，注意脊柱保持直的狀態，同時要讓腰，臀部內部得到

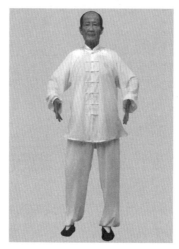

圖12

共振，對腎臟有好處。

【意念】氣定神凝、心情舒展開闊樂觀，信心十足，人立於水中，雙手提抱球，球在轉想跑，雙手抓住球；水動人也動，用皮膚呼吸，水就是空氣，空氣就是意念當中的水，盡情享受美麗的大自然。。

【動功】可以做分水式，兩手分開在兩側張開手掌，用意念慢慢的做前後撥水的動作。時間：站多少時間就動多少時間。

【預防與醫治】增加丹田中氣、調理子宮卵巢，

對婦女病有康復作用、保胎使生產順利，避免剖腹產等。對體力不支氣虛者有益、增加微循環、疏通中氣、固腎，增加男女的生殖能力。調整腰肌。

10：燕飛式（圖13）

【站法】全身放鬆，雙手向後，撐腕圓虎口，手心向上，如同跳水預備式，雙腳分開如肩寬，身體稍稍前傾，雙腿稍微彎曲，站時尋找腳底下由湧泉穴至環跳穴之間的那條線的一種酸酸游走感覺，雙眼望著前面的地面。亦可伸膝蓋身體向前傾，中心向前，眼望前遠方（是專門醫治膝蓋的）。

【意念】氣定神凝、心情舒展開闊樂觀，信心十足，盡情享受美麗的大自然。人立於水上的跳臺準備跳水，但是又在猶豫，所以就停頓在那裡。

【動功】可以做分水式，就是兩手分開在兩側張開手掌，用意念慢慢的做前後撥水的動作。第二個動功（是專門醫治膝蓋的）：腳掌十指著地，腳後跟抬起，人的身體儘量向前傾，雙手在後面如同跳水預備式，之後退回到全腳著地，全身立直，雙手放下往返

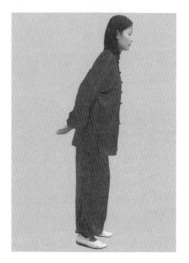

圖13

多次。

【時間】站多少時間就動多少時間。

【預防與醫治】站燕飛椿可以調整人的丹田之氣，增加人的元氣，補氣血補腎。身體虛弱的人經常站這個椿，就會變的強壯起來。並且醫治膝關節勞損，髕骨軟化。

以上十椿均可以任意撿幾個椿式組成連環椿。

11：降壓樁（圖14）

【站法】全身放鬆，雙腳與肩同寬，雙腿稍微彎曲，兩個胳膊往下方斜垂直，撐腕圓虎口，雙手張開約距離大腿五至十公分，臂要半圓，腋要半虛，兩邊胳肢窩千萬不要夾死，裡面如同有個小球，雙手向下平放，中指指尖稍微用力向下。

【意念】氣定神凝、心情舒展開闊樂觀，信心十足，盡情享受美麗的大自然。在出氣時候，讓身體所有不舒服的地方順著手指尖流失，讓自己心情舒暢。短期內肺部充滿空氣，吸入的空氣想像從大地吐出，

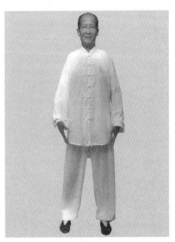

圖14

意念集中於腳底，很自然地氣就會流到腳，藉此使得腳底血液循環舒暢。

【呼吸】用鼻子深吸一口氣，用鼻子慢慢地出氣。

【動功】為人立於水中，人的動作受到水的壓力和束縛，有力又施展不開，只能夠慢慢的用雙手前後撥水，雙腿當中一彎一直，往而復始（左右腿互換），並且用皮膚呼吸，水就是空氣，空氣就是意念當中的水。動功的時間與靜功的時間是一樣的。在站的時候不要想其他的事情，需要安靜、專心！

【預防與醫治】主要是血壓高。

二、坐　式

12：坐式1　渾圓樁式（圖15）

【坐法】除腳和腿的姿勢不同，其他與站立的渾圓樁是一樣的。全身放鬆，雙腳與肩同寬，腳後跟著地尖朝前，鬆肘垂、坐在椅子上、撐腕圓虎口，臂要半圓，腋要半虛，手掌有要撐勁兒，雙手抱球、肩要鬆、胸要含、腹要圓，十指自然分開彎曲，臀部微後坐，不要用大力，共振意念著力鬆緊點的具體位置在

丹田穴。

　　精神放大，這樣能夠使心胸開闊舒暢，肺活量增加，氣易下沉，血液循環加速，新陳代謝加強。脊柱保持直的狀態，兩眼平視前方，檢查一遍是否周身舒適。

　　【意念】氣定神凝、心情舒展開闊樂觀信心十足，人坐于水中，雙手抱球球在轉要跑雙手抓住球；水動人也動用皮膚呼吸，水就是空氣，空氣就是意念當中的水。

　　【預防與醫治】此樁比較適合於身體比較虛弱，

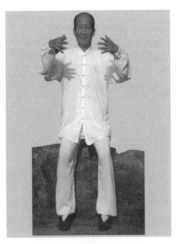

圖15

主要是腿有問題不能夠久站的人。對於治療慢性病，恢復體力均有效。

13：坐式 2　渾圓扣腳（圖16）

【坐法】除了雙腳相扣心中的意念是上抱球，雙腿至腳同時又抱一球，球要跑雙腳十指張開抱球，雙手托天。其他與坐式1是一樣的。

【意念】氣定神凝、心情舒展開闊樂觀，信心十足，人坐於水中，雙手雙腳都抱球球在轉要跑雙手雙腳抓住球；水動人也動用皮膚呼吸，水就是空氣，空

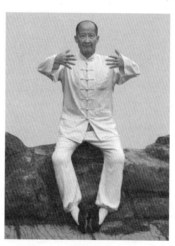

圖16

氣就是意念當中的水。

【預防與醫治】此椿比較適合於身體比較虛弱，主要是腿軟、疼痛、以及有其他循環系統問題不能夠久站的人。對於治療慢性病，恢復體力均有效。

14：坐式 3（圖17）

【坐法】全身放鬆，雙腳與肩同寬，腳後跟著地尖朝前，鬆肘垂肩坐著雙手放在兩腿側，臂要半圓，腋要半虛，撐腕圓虎口，十指要彎曲分開，手掌有要撐勁兒，手心朝下，內心的意念一是兩隻手在水中，

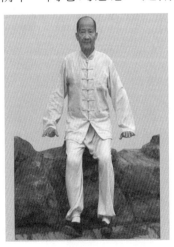

圖17

各按著一個球，水頂著球向上到手心。

【意念】氣定神凝、心情舒展開闊樂觀，信心十足，手心下對著球，雙手按著球怕它跑了，輕微內力點在丹田內後腰內，其他基本上如同坐式樁1。以上三個樁均適合於不能夠站立者。

【預防與醫治】此樁比較適合於身體比較虛弱，主要有腿腳問題不能夠久站的人。對於治療慢性病，恢復體力均有效。

三、臥　式

15：臥式 1　臥式渾圓樁（圖18）

【練習法】人躺在床上，全身放鬆，不要枕頭，兩個胳膊向上呈環型，撐腕圓虎口，臂要半圓，腋要半虛，十指要彎曲分開，手掌有要撐勁兒，雙手抱球，兩腿收成彎曲狀，腳跟著床，腳掌仰起，全身心貼在床上自然呼吸。不要用力，精神舒暢，這樣能夠使心胸開闊，肺活量增加，氣易下沉，血液循環加速，新陳代謝加強。脊柱保持直的狀態，檢查一遍是否周身舒適。

【意念】氣定神凝、心情舒展開闊樂觀，信心十足，雙手抱球，十分享受。

【動功】人躺在床上，雙腳伸直雙手由頭伸出與床平，慢慢抬起直回到大腿兩側慢畫弧，如此往返，時間與靜功同。

【預防與醫治】此樁比較適合於身體比較虛弱，或者是得了比較重病的人，其中包括得了各種內科五臟六腑的疾病，或者是接受過手術治療的虛弱人，可以用這個樁早日恢復健康。

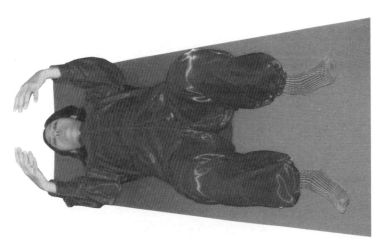

圖18

16：臥式二　臥式渾圓環腿椿（圖19）

【練習法】人躺在床上，撐腕圓虎口，臂要半圓，腋要半虛，十指要彎曲分開，手掌有要撐勁兒，全身放鬆，雙腳腳心相對，雙腿的膝蓋分開，分的距離越大越好成環型，意念為雙腳十趾抓著個球，球要跑雙腳十指張開抱球，雙手抱球。收腹、提肛雙臀部

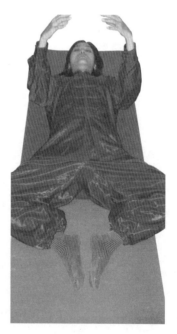

圖19

稍微用力，由會陰穴附近開始有點微動。

【意念】氣定神凝、心情舒展開闊樂觀，信心十足，人躺於水中，雙手雙腳都抱球，球在轉要跑雙手雙腳抓住球，雙手托天。水動人也動，用皮膚呼吸，水就是空氣，空氣就是意念當中的水。

【動功】人躺在床上雙腳高舉腳尖向前與膝蓋平行伸出，之後伸出左腳收回右腳伸出，兩腳交替，需要以次數計，但是必須按自己的體能，能夠做多少就做多少，可以一點點向上加就可以了，雙手輕輕放在小腹上。

【預防與醫治】人老腿先老主要是使下肢通暢，增加腰以及雙臀部以及腿腳的微循環，增加腰雙臀部以及腿腳的的力量。使丹田以下的臟腑能夠有更好的新陳代謝，其中包括秘尿系統、脾臟、肝臟、腎功能、性能力、膽、胰臟等……。此椿比較適合於身體比較虛弱，或者是得了比較重病的人，其中包括得了各種內科五臟六腑的疾病，或者是接受過手術治療的虛弱人；可以用這個椿早日恢復健康。

17：臥式三　五心朝天功（圖20）

這是個專門為懷孕的婦女設計的樁：

【**練習法**】撐腕雙手托天，全身放鬆雙腳腳心相對儘量朝天，雙腿的膝蓋分開，分的距離越大越好成環型，意念為雙腳十趾抓著個球，**共振意念著力鬆緊點的**，具體位置在臍後命門前，心下，會陰上，其中空懸一穴，即玉環穴在丹田下的雙臀部；這樣可以鬆腰鬆胯，主要是使下肢通暢，增加腰以及雙臀部的微循環，如果能夠做得到最好是意守丹田，做逆式呼吸。雙手做托天式，為的是增加肺活量使產婦生產順利。

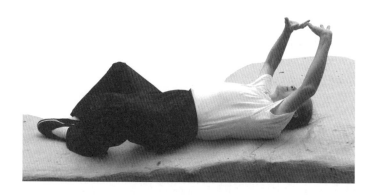

圖20

【意念】氣定神凝、心情舒展開闊樂觀，信心十足，心裡一心一意要將孩子順利的生出來避免受開刀之苦，雙腳十趾抓著個球，球要跑雙腳十指張開抱球，雙手托天。

【動功】收腹、提肛，雙臀部稍微用力由會陰穴附近開始有點微動，雙手指及雙腳趾在收腹提肛時同時申張，時間與靜功同。

【預防與醫治】對婦女病、保胎、順產、避免剖腹產等，均有益。

18：臥式四　「龍吟功」

【練習法】人隨意躺在床上，如果我們覺得自己身體內部有不舒服的地方也可以用意念感到有個球，在我們發聲的時候就想這個球，這樣可以使病痛減輕。這在古方養生功中叫「龍吟功」，形意拳中叫「虎豹雷音」，在意拳叫「試聲」，當然練習武術與養生功的方法不同，因為武術是為了搏擊，但是原理是一樣的，不過，練習養生功是為了健康而已。

如何發聲？

練習意拳的發聲，就會產生聲音共震，如何發？由（丹田）自己小腹裡面發出的嗯！嗯！的聲音，如同你抱著小貓，那隻小貓想掙脫你，那時貓從肚子裡發出的聲音是一樣的，用逆式呼吸法呼吸，呼氣的時候可以做到長聲，這種練習對憂鬱症有好處；如果發出的是短促的悶悶的「嗯！」聲，這聲可以起到加固練習養生樁功的功力，調整氣血令微循環的共震的效果對臟腑滲透的更好，因為這時的聲波可以幫助共振波在體內工作的更賣力。

19：臥式五　睡抱球

【練習法】睡覺時側躺，雙臂交叉手倒扣，撐腕圓虎口、成抱球狀（這個姿勢便於睡眠）。

【意念】在身體不舒服的地方（病灶），全身體放鬆安心朦朧入睡。

【預防與醫治】人體內部有各種慢性病、疾病，全身沒力，不能夠做（臥、坐、站）樁，（感冒、身體受風寒、腸胃不好，應當裹好被子）又需要睡眠就

可以用此樁，沒有時間限制有奇效。

（二）特別提示

1. 意念：

意念即心法，由思維掌控腦磁場靜電而產生，所有樁的共振意念著力鬆緊點的具體位置在臍後命門前，心下，會陰上，其中空懸一穴，即玉環穴即丹田。

2. 呼吸：

以上所有的樁式在第一個階段均用自然呼吸法。

第二階段是學習大小周天逆式呼吸法。

第三階段在學習大小周天之後就可合一練習了。

3. 所有樁練功的時間：

由15分鐘起，可以一分鐘一分鐘的向上加，每天加一分鐘加到一個小時就可以了；主要的是天天堅持才會有效果。

4. 千萬記住必要的自我心理調整，千萬記住以下的話：

　　站上面所有的樁的準備「意念」的前提是心情舒展開闊樂觀，信心十足，忘記一切負面的事情（其中包括或者患有一些疾病），個人命運的順逆，那怕是天大的事情都必須暫時放一放，調整自己使之有個美好快樂的內心世界。

5. 鬆與緊：

　　需要做到的是「鬆而不泄」「緊而不僵」全身放鬆是個整體的觀念，具體的講是九鬆：鬆腹、鬆口、鬆肩、鬆肘、鬆腰、鬆胯、鬆腳、鬆手、鬆心（精神放鬆）。至於「緊」就是為了糾正體內的需要與體形的需要。

6. 丹田穴：

　　具體位置在臍後命門前，心下，會陰上，其中空懸一穴，即玉環穴（丹田）。

四、古方養生
──易筋經十二樁

(一)、傳說達摩東渡

據傳說少林拳的創始人是名為達摩的印度僧人，他是為了傳法東渡來到中國，他在金陵晉見了梁武帝蕭衍，但是，相互之間溝通的不理想，皇帝就驅逐了達摩。

(二)、達摩北上

傳說達摩感到在中國南方並不受歡迎，只好渡江北上到魏都洛陽。達摩來到魏都洛陽又到了嵩山，達摩覺得這個地方環境很好，就選擇在這裡的一個石洞裡，整日面對石壁，盤膝靜坐修行。

洞內寂靜達摩終日靜坐，不免筋骨疲倦，又加上在深山老林，要防野獸和嚴寒酷暑的侵襲，深感身體鍛鍊的必要性。

（三）、達摩創少林拳

就在向僧侶們傳授自己修練心得時，達摩發現他們學習所取得的成績甚微，有許多僧人由於每天長時間盤腿而坐，產生了血液循環的問題。有些僧人體力不支，坐下修行一會兒就昏昏欲睡，精神不振。達摩認識到他們需要各種武功以克服長期打坐而帶來的影響。

達摩利用自己身為印度貴族所受的教育，根據瑜伽學研究了一系列的功夫。這些功夫能夠增加體內循環能量、提神和放鬆筋骨，而且強身健體。後來這些功夫被書中稱為「古典肌體變化學」（注三）。

同時為了驅倦、防獸、健身、護寺，達摩等人還仿效我國古代勞動人民鍛鍊身體的各種動作，編成健身活動的「活身法」傳授僧人，此即為「少林拳」雛形。並且創造了一套動靜結合的羅漢十八手。後來經

過歷代僧徒們長期演練、綜合、充實、提高，逐步形成一套拳術，達百餘種，武術上總稱「少林拳」。

(四)、達摩創「易筋經」「洗髓經」

在「易筋經」「洗髓經」「易筋經」「洗髓經」演義——原創著篇文章也告訴我們《洗髓》《易筋》均由達摩從古印度攜至嵩山少林。

唯有慧可「頓超無上正傳正覺」，於是達摩將《洗髓》《易筋》傳給了慧可；先是在達摩的直接指導下修煉易筋功夫，收到了成效；後來慧可將《易筋》天竺文「原本一帙，藏之少林壁間」，以待「有緣者得之」。這個「原本一帙」後來的命運又當如何，也就成了一個千古懸案；慧可獨攜「《洗髓》一帙，附之衣缽，遠遊雲水。」這導致了《易筋》《洗

注三　古典肌體變化學：來自：少林寺的古老傳說（http://
big5.xinhuanet.com/gate/big5/ha.xinhuanet.com/
gfwh/2007－01/08/content_7639742.htm）達摩認識到他
們需要各種武功以克服長期打坐而帶來的影響。達摩利
用自己身為印度貴族所受的教育，根據瑜伽學研究了一
系列的功夫。這些功夫能夠增加體內循環能量、提神和
放鬆筋骨，而且強身健體。後來這些功夫被書中稱為
「古典肌體變化學」。

髓》之道一分為二，習《洗髓》者，僅能收心養性；習《易筋》者，僅能強筋壯力，千餘年來，兩書未合；慧可在攜《洗髓》天竺文原本雲遊過程中，修《洗髓》功至效驗，不敢輕以告人，又恐久而失傳，辜負「祖師西來之意」，在此心態下，將《洗髓》譯漢語，並為之作序。

原序未交待兩件重要的事，其一，《洗髓》天竺原本的下落；其二，慧可將《洗髓》的中文本傳予何人。在《易筋》與《洗髓》二經一分為二的情況下，《易筋經》單獨走上了一條曲折漫長的流傳之路，演化出一個個感心動魄、盪氣迴腸的故事。

（五）、傳說中的達摩與現實中的南懷謹及禪學的說法

還有許多文章也是在講達摩、瑜伽、易筋經、洗髓經，下面是南懷謹先生在《禪與生命的認知》——省略——印度也有很多派別的。中國禪宗講達摩祖師到少林寺，傳下來的有兩個頂尖的工夫，不是打拳，是練體功，一個是《易筋經》，一個是《洗髓經》。

少林寺已經幾次被毀，民國初年（一九二八）被馮玉祥部隊中的一個石友三統統燒掉了。現在少林寺舊的練武場裡頭，還有少數的圖案。世界上《易筋經》有好幾種不同版本，──省略──。

以上的這些故事已經有十足的理由支持我的觀點，就是說，中國人自古以來就有自己的養生之道，再加上達摩將瑜伽術傳到我們中土，那個時候傳下來的東西確實是好東西，因為這個東西是經過我們中華民族在幾百年當中的眾多大師取其糟粕取其精華提煉出來的，是最適合我們民族人民的身體狀況的，現在我編寫這本《意拳養生科學印證》就是為瞭解我們民族的保守、自閉的現象，將我們中華民族的文化遺產更加發揚光大。

（六）、禪就是定，定就是椿

不知道大家是不是注意到了達摩面壁而創造的 易筋經與「站椿」的關係了嗎？還有是否注意到「禪」和「椿」的關係了嗎？

南懷謹先生在《禪與生命的認知》說：那什麼又

是禪呢？禪在佛學裡是屬於靈魂醒悟的，其中一樣就是定心，但是在武學的禪也是「定」，它是體功的「定」，也就是內壯功，也是屬於「靜」功，實際上達摩的面壁是由於在站「定」的不動中才悟出來需要「動」的的部分，那不動的靜功部分就應該是包括了「坐」與「站」，坐不過就是打坐而已，站就是「站椿」了，所以我認為易筋經是一種動靜結合的功而絕非是單純的動功。當然這方面也受過師傅的一些啟發，師傅說當年王（薌齋）老都站易筋經椿，其實我在跟釋德虔前輩編寫人民體育出版社出版的《少林氣功秘集》（注四）裡面的「少林達摩易筋經功法十二式」練易筋經的時候，知道也是分「動功」「靜功」二法，只是「動功」的時間長，「靜功」的時間十分短（半分鐘，一分鐘）而已，並且也包含有意念、逆呼吸、順呼吸；所以我覺得如果要是調整一下「動功」「靜功」二法的時間比例不就是易筋經椿了嗎？

注四　《少林氣功秘集》中文繁體字版由大展出版社有限公司出版發行。

(七)、分享古方內功圖解古

幾年前我在臺灣得到一本《方內功圖解古》現在在這裡讓我們共同分享，作者王祖源是晚清道光、咸豐年間的人，自號「老蓮」，除十二段錦功外，還有首功、耳功、目功、口功、舌功、齒功、鼻功等內功外還有神仙起居法，並且還附有易筋經十二包括圖文經。

內功圖說敘

余生而幼弱羸弱不去口　先大夫常惠之道光甲午年年十三隨侍在江西督糧道任其時有衛守備姓周嘉福者善勇鬥易筋經先大夫教余末幾一年頗健飯力能舉十鈞物歲辛丑里應試又從萊陽徐全來游盡悉其技後以習舉業遂中報咸豐甲寅從　先兄滯江關中識臨潼人周斌周乃闕

中力士最有名余智興之遊又偕往河南詣嵩山少林寺住三越月盡得其內功圖及槍棒譜以歸嗣及服官時方多事中外行役戎馬馳逐三至今垂四十年余老矣無能為也一麾出守六載邊城入權大郡公牘如織每追隨長官後步履尚輕健少年趨蹌拜跪未嘗失儀向之得力從可知矣去咸同年吳縣潘尚書以其家尉如中丞兩刻衛生要

術一冊寄余篝燈甚精審視之即余少時之所業內功圖也回首前游如夢如昨六十老夫忍俊不禁晃重摹一帙以示後學勉力務之振衰起懦是余之現身說法也篝者德州武通守文源刻在成都郡齋并復其本書原名曰內功圖說光緒七年福山王祖源老蓮記

王祖源於咸豐年間在少林寺住過三越月（三個多月）得其內功圖及槍、棒譜，當時的少林寺還是沒有

被石友三火燒過的原生態的少林寺，這古本中最可貴的地方就是其資料來源於原生態的少林寺，自然包括易筋經的所有的譜與圖了。

（八）、易筋經十二樁樁法

以下就是我根據這個「古方內功」易筋經的定式練習的樁功——易筋經十二樁。現在流行的易筋經的練習的方法，均為動功；如果仔細看這古譜口訣，其實它也都是動靜結合並且包含著有意念的。我將其練成靜功站成樁，效果十分好，因為如果人體的十二條筋是附在十二經脈旁的，如果十二條筋都氣血相通，十二經脈就更加通暢，氣血就更加調和，身體就更加健康。現在將我的練習體會寫在下面。

以下所有的樁的準備「意念」也必須是意拳樁功的意念「心情舒展開闊樂觀，信心十足，忘記一切負面的事情（其中包括或者患有一些疾病），個人命運的順逆」調整自己使之有個美好快樂的內心世界。練習養生功需要將與我們無關的一切壓力放在外面，其中包括鬥爭、衝突、競爭、人事關係以及各種憂慮，

讓我們從中解脫出來，以良好的環境做依託，在大地自然中的叢山峻嶺，江河湖海，花草樹木中怡然自得。

第一式：韋馱獻杵第一樁

【口訣】立身期正直，環拱手當胸，氣定神皆斂，心澄貌亦恭。

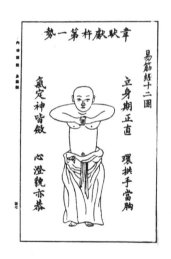

這就是原來的定式（目前流傳的少林寺的易筋經圖基本上是一樣的），想「站」多久就站多久這要看我們的耐心、體力，和功夫能夠練習到什麼程度和需

要了，不過站了再動才是合理的。

【練法】如圖站雙足立定外八字，雙肘與肩同高，雙手心斜向相對，左右手中間有五公分距離。站樁時背要裹圓，雙腿伸直，內腰脊要直。頭領身鬆，目視前方。

【意念】氣定神亦凝，立身中正期，

含蓄可鬆緊，心澄貌亦恭，

頭領周身氣，手感有彈弓。

【時間】至少五分鐘起，可以一分鐘一分鐘的往上加，加到不能夠加為止。

【動功】用心想，用雙手對中間含蓄著的那個大約二三十公分的小彈簧，做拉開合上的動作，時間與靜功同。

【功效】其經脈與人體相關連的臟腑器官是大腸經。主治與預防腸胃等腹部疾病。

雙足併攏成外八字，全身拔直放鬆，頭正，目平視、雙臂側平舉，掌心向上，或者向兩邊立起。

第二勢：韋馱獻杵第二椿動功

【口訣】足趾掛地，兩手平開，心平氣靜，目瞪口呆。

【意念】心平氣又靜，瞪目口又呆，手心如托物，頭領氣周痊。

【練法】如圖站雙足立定外八字、雙手肘與肩平，手心向上，腰腿直，目視前方。

【時間】至少五分鐘起，可以一分鐘一分鐘的往上加，加到不能夠加為止。

【動功】雙手手心向外撐立起，用含蓄微力向左

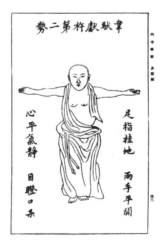

按古方第二韋馱獻杵第二式

慢慢橫撐推之後向右慢慢橫撐推，動作距離大約在十五、二十公分左右。時間：與靜功相同。

【功效】手太陽經筋大腸經，主治與預防十二指腸、空腸、回腸、肩關節等疾病。

第三勢：韋馱獻杵第三椿動功

【口訣】掌托天門目上觀，足尖著地立身端，力周骸脅渾如植，咬緊牙關不放寬；舌可生津將腭抵，鼻能調息覺心安，兩拳緩緩收回處，用力還將挾重看。

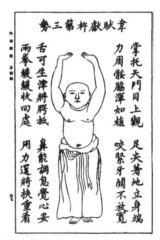

按古方第三韋馱獻杵第三式

【意念】雙掌向上托雲天，足尖著地立身端，

　　　　渾圓之力周身在，全身力撐萬重山。

【練法】如圖雙手置於頭頂，掌心向上，手指相對，腰脊要直，頭要領，身要鬆。

【注意】雙肩不可端，要沉肩。

【時間】至少五分鐘起，可以一分鐘一分鐘的往上加，加到不能夠加為止。

【動功】保持原椿式，雙腿稍微彎曲，之後雙手手心向上用含蓄微力準備托起，雙腿慢慢伸直，腳尖抓地立起，雙手向天托起，來回往復返，時間：與靜功相同。

【功效】手少陽經筋三焦經，主治與預防淋巴系統炎症等疾病，以及肩軸炎、五十肩，頸椎疾病。

第四勢：摘星換斗式

【口訣】隻手擎天掌覆頭，更從掌內注雙眸，鼻端吸氣頻調息，用力收回左右俸。

【意念】雙腳如柱腰如樹，霸王力托千斤鼎，

　　　　雙眼凝聚鼎手中，百會湧泉氣貫通。

【練法】如圖，全身放鬆，右足向前三寸許，左手置於臀後，掌心向下，臂要伸直；右手置於頭頂，掌心向上，眼看掌，臂要伸直。頭面向右側，下頦微抬起。此為右勢，左勢反之。

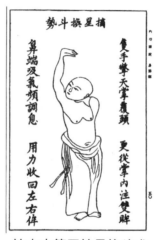

按古方第四摘星換斗式

【時間】至少五分鐘起，可以一分鐘一分鐘的往上加，加到不能夠加為止。

【動功】保持原樁式，右手放鬆收回到腰際，置於臀後的左手回到胯邊，右手伸出托鼎，左手回到後背，慢慢來回往復返。時間與靜功相同。

【功效】手少陰之筋是心經，主治與預防心臟、血管、大腦、神志等疾病。

第五勢：倒拽九牛尾樁

【口訣】兩骸後伸前屈，小腹運氣空鬆，用力在於兩膀，觀拳須注雙瞳。

【意念】頭領周身向前奔，前拽後拽不脫身，

　　　　伸屈彎直撐腰胯，舒服氣通至全身。

【練法】如圖，全身放鬆，左足向左前邁一大步右足為虛步，足尖點地，足趾向右側，足跟提起，重

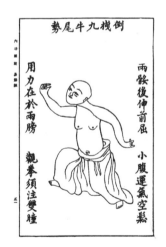

第五倒拽九牛尾式

心在左足；左手拇指向前張開、食指向前，其餘二指自然握拳（形成虎爪），左手距頭約一尺，左肘與肩同高。右手置於右胯後，小指、食指伸直，指向身後，中指、無名指回勾，拇指扣在食指指端，掌心向上；此為左勢，右勢反之。

【時間】至少五分鐘起，可以一分鐘一分鐘的往上加，加到不能夠加為止。

【動功】慢慢收左腿上步，雙手交叉如同太極拳的上步七星。用丹田蓄力慢慢來回往復返。時間與靜功相同。

【功效】足太陰經筋是脾經。主治與預防免疫、內分泌、腫瘤、結石等疾病。

第六勢：出爪亮翅

【口訣】挺身兼怒目，推手向當前，用力收回處，功須七次全。

【意念】亮翅如鷹姿，用頭帶周身，
　　　　頭伸頸舒展，雙臂向前伸，
　　　　擊打如發力，靜動集一身。

【練法】如圖文即可站樁，丁八步，右足與左足並齊，雙臂前平伸，雙掌掌心向前或者雙掌合一，指尖向上，目向前視，注意腰背要直。

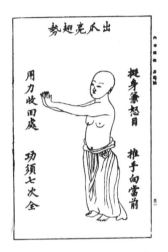

按古方第六出爪亮翅式

【時間】至少五分鐘起，可以一分鐘一分鐘的往上加，加到不能夠加為止。

【動功】雙臂前平伸，雙手緩緩推出，腰背向前，挺頸，怒目。用丹田蓄力慢慢如此來回往返合手相擊七次。時間與靜功相同。可因人而異按自己需要。

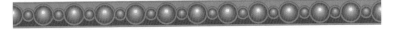

【功效】手厥陰經筋是心包經。主治與預防心臟、血管等疾病，腰椎疾病。

第七勢：九鬼拔馬刀式

【口訣】側道彎肱，抱頂及頸，自頭收回，弗嫌力猛，左右相輪，身直氣靜。

【意念】需要用頭領周身，心平靜氣看項背。

【練法】如圖所要求練習，左足與右足成八字，右手置於頭後，掌心向後，拇指側在上；左手置於背

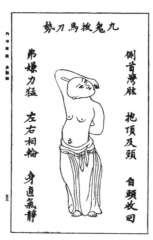

按古方第七九鬼拔馬刀式

後，拇指側在下，掌心向前（向自身），腰脊要直，頭面向左上方。此為右勢，左勢反之。

【注意】雙肘向後背，不可鬆懈向前。此為右椿，左椿反之。

【時間】至少五分鐘起可以一分鐘一分鐘的往上加，加到不能夠加為止。

【動功】保持原椿式，右手放鬆收回大約十公分，置於腰後的左手同樣放鬆收回大約十公分，雙手同時用含蓄微力伸展到原椿式位置，慢慢來回往復返。時間與靜功相同。

【功效】手太陰之筋；是肺經。主治與預防呼吸系統、甲狀腺、皮膚，肩頸部位疼痛。

第八勢：三盤落地椿

【口訣】上腭堅撐舌，張眸意注牙，足開蹲似踞，手按猛如掌，兩掌翻齊起，千劬重有加，瞪睛兼閉口，起立足無斜。

【意念】穩重如泰山，頭領周身動，一雙彈弓手，坐地落三盤。

【練法】如圖雙足之間相距約八十公分，雙足成外八字。屈膝下蹲，收臀，腰脊要直，頭要領起。雙手置於兩胯旁，五指自然張開，虎口向前，手心向下，雙肘由後向外、向前翻擰，與雙膝向後翻擰相對。右手比左手略向前寸許。

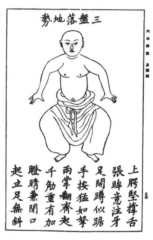

按古方 第八三盤落地式

【時間】至少五分鐘起，可以一分鐘一分鐘的往上加，加到不能夠加為止。

【動功】雙腿彎曲，雙掌含蓄微力向下方壓大約

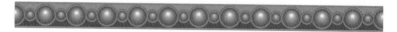

二十五公分左右，感到如彈簧，雙腿向上伸雙掌翻向上如同托球，雙腿彎曲再翻雙掌向下壓，彎與伸的距離第一次不超過二十五公分，第二次雙掌過髖骨第三次再低落地（但是由於是養生功法並不要求一定落地），如此慢慢來回往復，收式時收腳收手，雙手向內交叉，直腰後雙手向上揮圓後收回到丹田上成彌陀托印式。時間與靜功相同。

【功效】足少陰經筋；是腎經。主治與預防生殖、泌尿系統、腰、腦、耳、骨骼系統、腰、胯等疾病。

第九勢：青龍探爪樁

【口訣】青龍探爪，左從右出，修士效之，掌平氣實，力周肩背，圍收過膝，兩目平注，息調心謐。

【練法】如圖雙足外分成大八字，雙足尖向外，足跟向裡，雙足跟相距約一足，抬頭向左，左手握拳在腰際上，右手向左側屈肘探爪，使右手腕部貼于左肩端上部，使右前肩貼頸，爪心向後，爪指尖向左上。此乃右樁，左樁反之。

【意念】身如龍攀柱，用頭領全身，手如龍頭

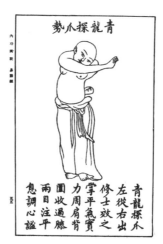

按古方第九青龍探爪式

擺，胳臂顯龍神。

【時間】至少五分鐘起，可以一分鐘一分鐘的往上加，加到不能夠加為止。

【動功】以腰為軸，左拳含蓄伸出右爪，劃弧下壓可至膝，同時收回二十五公分至三十五公分，如此慢慢來回往復返。時間與靜功相同。

【功效】足少陽經筋是膽經。主治與預防膽囊、膽道、神經、微血管、呼吸等疾病。

第十勢：臥虎撲食式

【口訣】兩足分蹲身似傾，屈伸左右骹相更，昂頭胸作探前勢，傴背腰還似砥平，鼻息調元均出入，指尖著地賴支撐，降龍伏虎神仙事，學得真形也衛生。

【意念】餓虎向前撲覓食，需要用頭領身肢，前手如足含蓄落，雙腳立身虎威至。

【練法】如圖左足為虛步，重心在右足，雙手十指併攏支地，雙手與肩同寬，腰脊要直，頭要抬，要有領起全身之意。

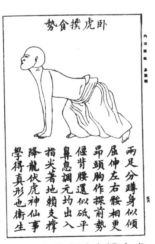

按古方第十臥虎撲食式

【注意】腰背要平，右膝不可過屈。此為右樁，左樁反之。

【時間】至少五分鐘起，可以一分鐘一分鐘的往上加，加到不能夠加為止。

【動功】慢慢收回雙手膊，雙腿直立，再伏下雙手著地，雙手膊再慢慢收回，左右轉換相撲，如此慢慢來回往而復返。時間與靜功相同。

【功效】足陽明經筋是胃經。主治與預防胃、乳腺、膝關節、手臂等疾病。

第十一勢：打躬勢椿

【口訣】兩手齊持腦，垂腰直膝間，頭唯探胯下，口更齧牙關，掩耳聽教塞，調元氣自閑，舌尖還抵腭，力在肘雙彎。

【意念】需要用頭領周身，謙恭有禮全身鬆，
　　　　　手臂頸頭要到位，鞠躬盡瘁要守時。

【練法】如圖雙足相距約一橫足寬。俯身下腰，雙手十指交叉，手指交於對側手的手背，置於頭後，掌心向上。

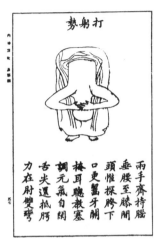

按古方第十一打躬勢

【注意】雙肘不要夾，要展開，前臂成一直線，腰脊要直，不可凸背，頸不可彎。

【時間】至少五分鐘起，可以一分鐘一分鐘的往上加，加到不能夠加為止。

【動功】用丹田內氣慢慢抬起整個身體包括頭，抬起直立，再慢慢回到原來的椿式，如此慢慢來回往復。時間與靜功相同。

【功效】是膀胱經。主治與預防脊椎、泌尿、生殖系統、膝關節、腰、胯等疾病。

第十二勢：掉尾式

【口訣】膝直膀伸，推手自地。瞪目昂頭，凝神壹志。起而頓足，二十一次。左右伸肱，以七為誌。更坐作功，盤膝重皆。口注於心，息調於鼻。定靜乃起，厥功維備。總考其法，圖成十二。誰實貽諸，五代之季。達摩西來，傳少林寺。有宋岳侯，更為鑒識。卻病延年，功無與類。

【意念】頭領周身氣，俯身向下去，兩眼視前方，意領貫全身。

【練法】如圖雙足成九十度角，正俯身下腰（掉尾左俯身下腰。右俯身下腰），雙手交叉，手心向下，雙膊伸到地下，頭要抬，兩眼視前方，意領要強（分向左向右向前共三個椿）。

【時間】至少五分鐘起，可以一分鐘一分鐘的往上加，加到不能夠加為止。

【動功】用丹田內氣慢慢將雙拳含蓄的慢慢收起，收到與膝平，再慢慢伸到原來的椿式，左腳分開半步，雙手下撐至腳面再收至膝平。再掉尾換右腳分開，雙手下撐再收至膝平，如此慢慢來回左右掉尾往

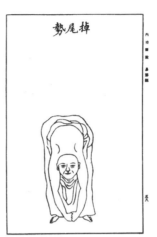

復。時間與靜功相同。

【功效】足厥陰之筋是肝經。主治與預防肝臟、眼、生殖器、神經、筋膜、膝關節、腰、胯等疾病。

【收式】雙手高舉過頭，再往下劃弧收到丹田前平放左上右下，做彌陀托印式，翻掌向下放在大腿兩則，雙腳並齊。

(九)、練習易筋經十二椿的注意事項

(1)古方易經十二經筋站椿，意念、動功均按古方圖文，因圖所顯示的是定式，即是站椿式；但是必須按照意拳站椿功的方法站，撐腕圓虎口，肩要鬆、

胸要含、腹要圓、虛領頂勁（後背與脖子需要直挺頭如頂物，）十指自然分開彎曲，臀部微後坐，不要用力，精神放大，這樣能夠使心胸開闊舒暢，肺活量增加，氣易下沉，血液循環加速，新陳代謝加強。

脊柱保持直的狀態，兩眼平視前方，檢查一遍是否周身舒適。雙手與身體應該有一種力的三角對應感，如同是站在水裡，人是在輕微的動的，有一種含蓄的水動人也動的感覺。

(2)十二經筋的各樁勢的共同要點是頭領身鬆。頭領，用頭領周身，站樁時，意念不用身體各部位的支撐力支撐周身，而是用頭之領勁把全身領起，領勁要達足跟，整個身體彷彿吊起來一樣。身鬆，身體要放鬆，自然下墜，不用支撐力，只有放鬆得好，頭領之勁才能到達足跟。

所以，站樁時要反覆檢查身體各部，看是否有用支撐力的地方，要及時放鬆下來。頭領時隔肌最容易緊張，放鬆心口窩使隔肌放鬆，周身也容易放鬆，重心自然下降。

總之，頭領使精神提起，身鬆使重心下墜，二者

一上一下的對立統一，使經筋處於激發狀態。加強經脈通導性。但是這功法必須與(1)的意拳站樁功的意念相結合才能夠達到現在這個易筋經十二樁所需要的功法，及其效果。

(3)十二經筋是實路，筋是實在的，鍛鍊筋，如用針用藥，會對十二經絡起作用。十二經筋的路線與十二經絡大體相同，小有分歧，分歧也是虛路和實路的不同。十二經絡入內臟，十二經筋不入內臟，但筋對經絡起作用，等於也入了內臟。

(4)站易經筋樁的時間，因是為養生而用五分鐘至十五分鐘為起點，時間學習者可按照自己的需要與條件加減。

(5)站古方易經十二經筋站樁可以用自然呼吸法，亦可以用小周天，逆式呼吸法。

五、站樁動功篇

王薌齋先生告訴我們，動是整體的動「以意象形，形自意生，形隨意轉，上動下自隨，下動上自領，中間動上下合，內外相聯，前後左右相應，與大氣相呼應，與地心爭奪力」。

（一）、合　氣

應當重視動功的重要性，由意拳的角度出發動功是 試力、發力。從養生的角度出發，動功就是導引術，動的目的是為了將活躍起來的氣血疏通開條理好，在太極拳的講法叫合氣。

什麼叫合氣？

那就是在你練習完靜功之後，你的微循環氣血共振系統活躍起來了，但是，還必須將你的微循環氣血共振系統與神經系統、五臟六腑的氣血合一起來，達

到你整體這個人體氣血貫通，同時精神舒暢。

(二)、有氧的動

無論什麼樣的有氧運動都可以成為我們練習站樁功的動功，當然必須有配合性。有氧運動有好多種，比如說內家拳的套路太極拳、形意拳、八卦掌、纏絲功，另外還有五禽戲、八段錦、十二段錦、易筋經等……，都是有氧運動。

但是，配合的好效果就會更好些，配合的不好就會有問題，比如說游泳也是有氧運動，如果要是年紀大些的人，剛剛站完樁就去游泳，就不好了。因為剛剛站完了樁汗毛孔全都是張口的，進到水裡面就很容易受寒呀！尤其是練習太極拳，因為它的動作完全是陰陽交替的，陰陽交替就是正反兩方面互換，這樣的互換遍及到全身，尤其是調整脊椎有著特別的功效，對人的整體調整也都很有益。

(三)、呂紫劍大師

現年已近一百二十歲的中國武術九段呂紫劍大師

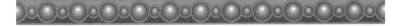

說：「行氣養生修性，打拳靈活手腳，動靜結合，乃是長壽要義。」所以有動有靜動靜結合才是根本。

動功還能夠使人身體靈活，尤其是老年人行動不便就是個大問題，人老腿先老，如果練習動功願意在腿上多下功夫，那就可以讓人在老年保持健步，行走自如。

有人說一動不如一靜，那並沒有錯，但是那說的並不是要光練動功而不站樁，除非你是動不了的那位，不然你就必須有動有靜，動靜結合，有人說百練不如一站，那就要看你是怎麼練的？怎麼站的了？

光練不站因為你的循環系統有問題內分泌不夠，就如同機器沒有加油，人如果不充實是浮的、是空的，只有有練有站才紮實。

(四)、 陰動生陽，陽動生陰

《內經》說陰動生陽、陽動生陰，是我們東方科學的學術的辯證觀，《內經》所說的「陰」就是人體內部，因為在中醫當中的陰陽學說「內為陰」「外為陽」，也就是說人體內部五臟六腑是屬於「陰」

的，人體內部五臟六腑的運動可以使人的身體四肢健碩（站樁的靜功就是內部運動），那人體四肢是屬於「陽」的人體外部四肢的運動可以減少人內部的五臟六腑的疾病（站樁的動功就是外部運動），這是相輔相成矛盾的統一，這也就是中醫的整體觀。

中醫的醫治觀念是建立在人的身體是一個整體，五臟六腑相互關聯內外相通，不是頭疼醫頭，腳痛醫腳，這也是值得西醫學習的地方。

(五)、動　功

除了配合上面各個樁式的，推木、分水、托天、開合等外，以下還介紹幾個動功：

(1) 行路樁練習的方法

頭領身行走路時，雙手十指彎曲分開，撐腕圓虎口，臂要半圓，腋要半虛，手要有撐勁兒，有點像在抓什麼，全身放鬆上身挺直，含胸拔背氣沉丹田，雙手自然擺動，走路用臀部左右擺動帶動，而不只是光靠腳走，並且需要用膝蓋畫圈，用後腳跟往前登，走的時候五個腳趾放鬆並且抓地，這樣就會越走越舒

服，越走越有力，功夫出在走出一股含蓄的彈弓勁兒
來。時間不限，根據自己需要。但必要天天堅持練習
才會有效果。

(2) 摩擦步

又名趟泥步，前腳向前向外劃半圈出一步，膝蓋
彎曲，雙手分開在兩胯與膝平，手心向下五指分開，
出左手則出左腳，出右手則出右腳，腳平離地向前劃
半圈摩擦前進，雙手貼膝邊隨膝劃圈進退，兩腳左右
互換可進可退。力在丹田與雙臀前後躍進，雙手心如
按彈簧助力。

(3) 神龜出水

以雙手按扶姿勢站好，前腳向前跨出一個腳印，
雙手一前一後，開啟肩胯，縮拔後椎骨，身法變換平
放於胸前，手心向下，若左手在前，則出左腳，右手
在前則出右腳，雙手與身體配合，同時做上下方相反
的波狀圓弧運動。

頭在左手偏右，頭在右手偏左，雙手向上時身體
向下蹲坐，雙手向下按時，身體向上拔起，雙手走一
個微笑的橢圓形軌道，兩腳左右進退互換無窮。其勁

力可分為「上挑、下蹲、後座、左右互換、前撞、下按、上拔。

(4) 彈簧功

雙腳分開三十至三十五公分寬，雙手分開在兩胯邊，雙膝彎曲，雙手手腕放鬆下按，雙腳向上彈雙膝稍直，雙手手腕放鬆上抬如此上下往返重複，中心力在丹田，腳心力如踩彈簧，手心力如按彈簧。

六、站養生樁的注意事項

1：喝了酒不可以站，尤其是喝的過多，因為酒精對人體的刺激是有害的，也會加深人體對酒精的依賴，增大人的酒隱，擾亂人的神經，因為酒精的毒素促使肝臟必須過多的解毒而過度疲勞，總而言之，有百害而無一利。

2：剛剛做完了房事，或者與女朋友調完情，不能夠站，因為那時候是人的感情最活躍的時候，感情在經脈上是屬於肝經（肝火），在那時候站樁是會傷肝的；實際上那時候人的精神也是難以集中的。

3：餓著不要站，因為站樁本身就是需要消耗能量的，在你缺乏能量的時候怎麼能夠再站呢？

4：剛剛吃完了飯的時候不能夠站，因為那個時候人的微循環難以調動，一般來講，吃完了飯再過一個小時就差不多。

5：不能夠在風口或者潮濕的地方站，因為那樣容易受風受寒（痛風）。

6：什麼都不要勉強，不能夠站立的人，就應該練習坐樁，不能夠練習坐樁的人，就應該練習躺樁。

7：煩惱、憤怒、情緒不穩定的時候，剛剛發完脾氣的時候，都不宜站養生功。

七、意拳站樁功的科學印證

(一) 什麼是站樁功？

我們在許多武術當中都看到「站樁」的這門功夫！什麼是站樁？我在這裡總的描述一下：站樁是自古以來中華武學的築基功。

站樁是一種令人體返璞歸真回歸自然（因為現代化的生活方式破壞了人本來 健康的體魄，但是人的「潛力」是無窮的）的鍛鍊方法，站樁可以調整人體的微循環對人體的五臟六俯起到調整按摩作用，可以使人延年益壽，身強體壯。

搏擊樁：

源於達摩老祖的面壁、少林、南拳的蹲馬，形意太極的基本功，是增加人體內部敏銳的反應力，提高

人體協調性的鍛鍊方法之一，站樁也培養人的進攻防守的格鬥意識，站樁雖然不能夠增長人的本力，但是可以由「意念」挖掘人體的「潛力」增加和改變人體肌肉的密度，控制四肢集中貫通全身的微循環（也就是中醫的氣血），產生一種「混元協調力」其中包括平衡力、螺旋力、三角力、折迭力、槓杆力、二掙力、梢節力、定力、彈簧力。並且在格鬥打擊對方的時候接觸面上自然的產生出一種氣血共振的暴發力，好功夫就是把人站空了，一樁一勁多樁多勁，每勁均有六面，樁式越多渾元力越充實，就是圓的空殼越充實（就是這樣的反反覆覆空了再充實空了再充實，其實也就是洗髓），人體產生的應用自如的自然勁就越強這就是渾元勁。

　　樁功中以渾元及龍虎二樁為重要，站樁必須專心入靜及豐富的想像力（冥想），需要有好的環境依山旁水安靜舒服。現在介紹給大家的是近代武術大師王薌齋先生在武術築基功的基礎上發展的健身養生延年益壽的養生樁。

(二)站樁功醫病養生的科學原理剖析

1. 關於「意念」的科學原理：

「現代醫學的**磁場感應效應原理**，人思考的時候磁場就會發生改變，形成一種生物電流通過磁場，而形成的東西，我就把它定位為『腦電波』，通過能量守恆，我們思考的約用力，形成的電波也就越強，於是也就能解釋為什麼大量的腦力勞動會導致比體力勞動更大的饑餓感。」（摘自孫作東著《啟動沉睡的腦》一書）（注五）。

人體控制學告訴我們的大腦裡面是人體的指揮部，人體的動作例如：手拿東西、打人、用腳走路、踢人，全是根據大腦這個指揮部的指揮而產生的，那

注五　孫作東，1966年5月生，研究生學歷，哈爾濱院士專家服務團成員，省級科學技術獎評委，黑龍江省亞歐腦科學研究院院長，他在修復神經系統、激發大腦潛能方面的研究，引起了國內外醫學界的密切關注，發表腦科學專論76篇，撰寫《啟動沉睡的腦》、《征服帕金森》、《孫作東帶您走出抑鬱》、《孫作東腦健康方案》等多部腦科學專著。

人的大腦是怎麼樣的指揮人體的動作呢？思想？神經？人的動作行為的確是因為思想指揮的，但是人體如果要是單純靠思想產生不了動作的，因為人的大腦是有個指揮系統的，那就是大腦根據人的思想，通過大腦的磁場（先天磁場上丹田），產生的電波發出的信號，傳遞到人的肢體內的微循環（中醫的氣血），產生的共震來指揮人體的動作的，思想本身只能夠起到想的作用，四肢的動作是由腦電波發出的信號才能夠產生；**大腦發出電波指揮人的行為，這種電波信號就是「意念」。**

2. 精神療法：

(1) 養生樁功也可以叫做精神快樂功

站樁的準備「**意念**」是「心情舒展開闊，忘記一切負面的事情（其中包括或者患有一些疾病），個人命運的順逆」，調整自己使之有個美好快樂的內心世界。

練習養生功需要將與我們無關的一切壓力放在外面，其中包括鬥爭、衝突、競爭、人事關係以及各種

憂慮，讓我們從中解脫出來，以良好的環境做依託，在大地自然中的叢山峻嶺，江河湖海，花草樹木中怡然自得。

(2)「放鬆」：

「放鬆」是相對緊張狀態而言。鎮分心理和生理兩種，從精神上、心理上消除緊張狀態，使之回到一個平靜的有理智的精神活動中來，有利於自身免疫功能的恢復和增強。另一方面，有意識的肌肉和神經放鬆，使身體各部位放鬆。身心兩方面的放鬆使患者感到全身輕鬆，忘卻疼痛。

說起來，現代人若精神上安逸舒適、寬平中和、豁達大度，乃是心理衛生的一個重要方面。可是要做到這些並非易事，殊不知就連世界上最富有的人，照樣也會處於身心緊張狀態之中。

人在環境壓力的情況下，會產生心理疲勞，人在心理疲勞的時候，常伴有體力不支、注意力渙散、情緒低落、學習或工作效率降低等現象。

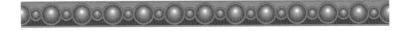

(3) 克服情緒問題：

站樁是因為在機體進入鬆弛狀態時，表現為交感神經系統活動減弱，全身骨骼肌張力下降，呼吸頻率和心率減慢，收縮壓下降，耗氧量降低，並有頭腦清醒、心情愉快、四肢溫暖、軀體輕鬆、全身舒適的感覺。現代醫學研究表明，癌症、冠心病、高血壓病、潰瘍、神經官能症、甲亢、偏頭痛、糖尿病等等……都與心理因素有關，而其中最主要的心理因素就是不良情緒狀態。許多研究證明，緊張和焦慮、恐懼等不良情緒是健康的大敵。

國內外大量研究表明，長期壓抑和不滿的情緒，諸如抑鬱、悲哀、恐懼、憤怒等，都容易誘發癌症。心愛的人突然死亡或突然失去安全保障，也是癌症發生的誘因。

(4) 精神可以影響身體——

一般人都知道，精神可以影響身體，現在流行的許多慢性疾病有許多情況都是緊張、壓力、憂鬱、失戀、失業、事業失敗相關聯的，所以調整精神是可以有效地治療這些疾病的。

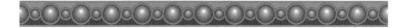

相反一個癌病患者，當他知道自己得了癌病的時候，往往開始變得極為消極，從而會加快死亡，如果他始終不知道自己得了癌病，那他極可能多活幾年。

古羅馬斯多葛派著名哲學家愛比克泰德說：「相對比要去掉腫瘤和膿腫身體，我們應該更關心的是如何從頭腦消除錯誤的思想。」

(5) 心理輔導：

站樁養生功首先由適當的調整自己，使自己能夠有比較積極樂觀的心態，結合共振波（下面介紹）調整人體精神與身體的方法可以達到**心理輔導**的作用，使人返璞歸真挖掘人體的潛力、提高免疫力、提高自癒能力：使我們由精神健康到心理健康，由心理健康到情緒健康，由情緒健康到身體健康，最終達到身心健康兩全其美的目的。

3. 關於「氣」的科學原理：

(1) 氣血共震與共震波說：

王唯工的貢獻中醫的氣血說與練習氣功的鼓蕩說也就是王唯工博士（注六）在**氣的樂章**一書的氣血共

震原理：站渾圓樁是想著（意念）是兩隻手抱著一個球（圓形），腦磁場就發出雙手抱球的腦電波信號，雙手就產生了抱球的動作，站樁是需要時間的這個時候大腦就不斷的產生抱球（意念）、抱球（意念）……的腦電波信號，而身體就不斷的產生出五臟六腑的氣血（微循環）共震。

(2) 什麼是「氣」：

站樁功與共振波是因為人體的**氣血共震**產生的有規律的**共振波**，這共振波就是——**氣**，渾圓樁是雙手心對著心臟和心臟周圍（那裡是因為長期的注入靜電而產生的後天磁場中丹田，由於雙手就不斷的產生「靜電能量」（氣感）。

注六　介紹王唯工教授，美國約翰霍普金斯大學生物物理學博士，臺灣大學物理系學士，臺灣清華大學物理研究所碩士。1969年因為對中醫感到興趣，放棄了斯坦福大學及耶魯大學，而選擇了約翰霍普金斯大學的生物物理系，主攻神經科學。1973年獲博士學位。1988年首次製成脈診儀，在多個大醫院與西醫會診，並與多位中、西醫進行合作研究。在醫學工程領域多次獲傑出貢獻獎，且因脈診之相關發明獲發明獎。其發明上的貢獻連續收錄於Marquis世界名人錄。現從事漢唐醫學之研究，及各種非侵入性醫療器材之開發。
主要作品《水的漫步》、《氣的樂章》、《氣血的旋律》、發明脈診儀，等等。

　　「另外，大家都知道「電生磁，磁生電」的道理，也就是說，電場與磁場總是相伴而生的。既然人腦有生物電或電場的變化，那麼肯定有磁場的存在。果然，科學家Cohen於1968年首次測到了腦磁場。由於人腦磁場比較微弱，加上地球磁場及其它磁場的干擾，必須有良好的磁遮罩室和高靈敏度的測定儀才能測到。1971年，國外有人在磁遮罩室內首次記錄到了腦磁圖。腦磁測量是一種無損傷的探測方法，可以確定不同的生理活動或心理狀態下腦內產生興奮性部位，無疑是檢測腦疾病的有效方法之一」（摘自孫作東著《啟動沉睡的腦》一書）。

　　人體產生的「靜電能量」（氣感）通過心臟和心臟周圍是微循環最密集的地方（那裡是因為長期的注入靜電而產後天磁場中丹田、下丹田，後背就是命門穴）對於全身起到對應的「氣血共震」，因此，人體在站長時間的渾圓樁以後，周身的微循環就都打通了，所以，渾圓樁是諸樁之王（無論養生還是搏擊都是其他所有樁的基礎樁）；再經過長期的不斷的站，人的想意念就是大腦的磁場通過「腦電波」與全身的

微循環不斷的發生「氣血共震」，無論是手上的氣感，還是周身的「氣血共震」全都是由於人體的「磁場感應效應」而產生的。

站的時間越長次數越多人體的「靜電能量」就不斷的增加，潛能就不斷的被開發！經過長期的練習被凝聚（凝氣定神）的「靜電能量」就可以調動自如，從中醫的觀點出發那時的練習者人體的十二經脈、任督二脈已經完全打通了。

(3) 東方科學的現代化語言

「身上任何一個地方的肉，血本來是進不去的，但是如果這坨肉與心臟一起搏動，血就很容易進去。我們在後續篇章中將詳述的「共振理論」簡單說來就是如此。」（摘自王唯工著《氣的樂章》一書）

王教授以壓力和共振理論來模擬血液在人體中的運作，成功地找出了脈搏與生理現象的關聯，不僅為長久以來破綻百出的西方循環理論找到一個新出口，也為中醫建立了一套現代化語言。……摘自王唯工著《氣的樂章》一書的書評。

4.「氣」與微循環學說microcirculation的關係：

(1) 東方科學先進的實證：

國人幾千年前就懂得微循環只是叫法不同，實際上中醫早在幾千年前就對現在西醫認識到的微循環做了十分詳細科學的描述，那就是氣血經絡學說，中醫在這方面有它極其寶貴的經驗與成就；現在我們練習的養生功也能夠說明這個問題。

在你練習好這個功的時候，就像游泳高手一樣想到那裡就到那裡，雙手能夠發出的「靜電能量」可以治病，憑意念（意念冥想）調動自己身體凝聚的「靜電能量」就能夠調整和恢復自己的身體（元氣）健康！

(2) 現代以修瑞娟（注七）的微循環理論

代表闡述了人體構造的「微循環學說」，其實坊

注七　修瑞娟微循環理論及其人
　　　修瑞娟教授（1936〜）是世界著名醫學科學家。她從事微循環研究三十餘年，共發表學術論文160多篇，專著五本。她研究的科研專案中，有1項獲國家發明獎，7項獲國家科技進步獎和衛生部獎，6項獲國際獎。

間也早有流傳，「微循環學說」並不神秘，簡單一點來說，人體的動脈、靜脈就如同大的樹根，微循環就是那些大樹根上的分支和毛毛鬚鬚。

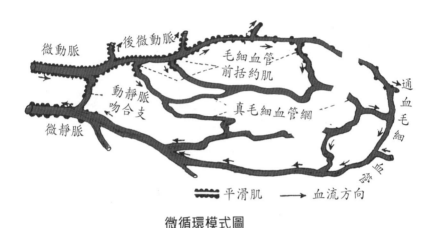

微循環模式圖

複雜點來說微循環是指人體血液循環中，繼大大、中、小血管之後微血管的血液循環。微血管直徑一般在8～200微米之間，（頭髮絲為150～200微米）全身微血管大約在300億根以上，如果把它們連接起來，足可以繞地球兩圈多。這是一條縱橫交錯，結成網路的生命的長河，一個奇妙的人體微觀世界。 經絡是人體的微循環系統，經脈是微循環相對集中的區

帶，絡脈是經脈區帶以外的微循環。穴位是微循環開放的集中點（中途站）。這就是東方文化、中醫、養生功，也就是我們所練的氣血。

透過練習意拳養生功就可以調動人體的微循環，令整個人體的氣血貫通，人體內部的五臟六腑以及病灶就可以由這種調動調整得到改善。

5. 練「氣」就是練「共震」

科學家做過一個有趣的實驗，他們把帶血管的新鮮動物肌肉割下來，浸入營養液中，並將其中的動脈和靜脈主血管吻合到一台血液流動系統的管道上，然後用一定頻率的電脈衝刺激肌肉。

他們發現肌肉像心臟一樣不斷地收縮和放鬆，血液在其中循環起來。由此可見肌肉纖維有未被發現的潛在能力，有人稱為「三心臟」，這就是與經絡即微循環系統相互共震作用的結果。

因此，站樁就是練氣、站樁就是練氣血經絡，氣血經絡的四通八達是氣血通過共振而產生的共振波傳遞的。站樁就是練氣、練氣就是練「共震」，站樁可

以由調動和調整人整體的循環系統治療人體的疾病，以及人體內部的傷患。站樁可以調動微循環按摩五臟六腑、令整個人體的氣血貫通，所以，站樁可以由改善微循環醫治身體病患達到強身鍵體的目的。

6. 練習站樁養生功為什麼能夠醫病？

因為練氣可以調整梳理循環（包括微循環）系統，練氣就是練共振（震動波），煉氣也就是調整梳理循環系統，因為氣與循環系統是相連的，我們人得病大部分都是循環系統的病，除了血液与心臟動靜脈的循環以外，還有水的專門循環泌尿系統……食物營養的專門循環消化系統……！

所以，練習站樁功能夠醫病的原因就是，這個功能調整梳理人體的內部循環系統，將受到損傷的五臟六腑以及相關連的各個循環系統（中醫為元氣）調整修復（包括病灶），使之歸於正常與健康的狀態。這也就是中醫扶正除邪！正（即元）氣壯、邪氣卻、元氣足，百病除的道理！

八、大小周天篇
現代科學名詞腹式呼吸法

（一）小周天

1. 什麼是小周天？

「周天」一詞源於天文周天說——《禮記·月令》，「小周天在現代西方科學的名詞就是腹式呼吸法，比如音樂學院學習西洋聲樂練習唱歌的，用的就是腹式呼吸法。

練習腹式呼吸法也是為了增加人體五臟六腑（器官）以及十二經脈（微循環）吸收氧氣的能力，既是我國古代道家的內丹功、又稱之為吐納功。

2. 逆式呼吸法對人體的好處

逆式呼吸法對人體有什麼具體的好處？

① 心血管疾病

心腦血管疾病患者的「病根」在血管，在動脈硬化。動脈粥樣硬化後血管腔狹窄，引起所供應區域的血量長期持續減少，而嚴重的缺氧損傷就是導致各種類型血管疾病的直接原因。如冠狀動脈粥樣硬化者，若管徑狹窄達75％以上，則可能發生心絞痛、心肌梗塞、心律失常，甚至猝死。

腦動脈硬化可引起腦缺血、腦萎縮，或造成腦血管破裂出血，腎動脈粥樣硬化常引起夜尿、頑固性高血壓、嚴重者可有腎功能不全。

中樞神經系統缺氧的極限時間，一般大腦皮質為5～6分鐘，大腦髓質為7～8分鐘，腦幹為10～11分鐘，脊髓為30分鐘左右。在心跳停止3～4分鐘後救活者常有永久性腦損害。氧氣不僅是人體無時無刻都需要的能量原料，重要的是氧氣在體內幾乎無法儲存。所以一旦機體缺氧，對部分細胞而言，實質上就是處

於生死存亡的關鍵時刻。

② 減　肥

可以一定程度的減少小腹內的脂肪，縮小腹部（本書另有專題講述）。

③ 改善肺部及心肺功能

能夠使肺部的活動強度得到一定的緩解，有效地保護肺臟，**改善心肺功能**，便是許多養生功中運用此方法達到理氣、調息及入靜的作用。

逆腹式呼吸是指吸氣時腹部自然內收，呼氣時小腹自然外鼓。逆腹式呼吸，生理學上稱為變容呼吸。吸氣時腹肌收縮，腹壁回縮或稍內凹，橫隔肌隨之收縮下降，使腹腔容積變小；呼氣時腹肌放鬆，腹壁隆起，橫隔肌上升還原，使腹腔容積變大。擴大肺活量，能使胸廓得到最大限度的擴張，使肺下部的肺泡得以伸縮，讓更多的氧氣進入肺部，改善心肺功能。**減少肺部感染**，尤其是少患肺炎。

④ 肝、脾、胃、降血壓

可以改善腹部臟器的功能。它能改善脾胃功能，有利於舒肝利膽，促進膽汁分泌。腹式呼吸可以由降

腹壓而降血壓，對高血壓病人很有好處。

⑤ **對安神益智有好處**

正常吸氣時，由於肺部擴張，胸腔變大，膈膜受壓而下降。丹田呼吸反常，當膈膜受壓下降時，反而要讓膈膜上升，以膈膜抵住下擴的胸腔。胸腔底部被抵住後，只得向上發展，於是肩、脖子的穴位被啟動了，等於從裡面給點了穴。

脖子、肩的穴道一通，腦部就受到了刺激，這就是丹田呼吸中「吸氣上腦」的效果，這樣就增加了大腦清醒度，和腦力智慧。正常呼氣時，由於肺部收縮，膈膜連帶著上升。

丹田呼吸反常，當膈膜本該上升時，反而要讓膈膜下降，以整個腹部拽住膈膜，整個腹部蠕動，這樣就增加了人體的消化食物以及吸收營養的能力。

⑥ **痔瘡、痔漏**

因為提肛的動作，使肛門肌經常伸縮就使肛門肌得到運動，沿著肛門肌周圍的部分氣血就變得通暢，原來氣血的臃腫阻滯就會漸漸消失，這樣就將人體本來得過的痔瘡、痔漏醫治好了。

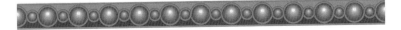

⑦ 前列腺炎

提肛——經常做收腹提肛運動，可改善會陰部血液循環，防止前列腺增大，增強前列腺肌的力量，增加收腹時壓力，提高排尿動力，使其病患消除。

⑧ 大周天的功能

練習大周天因為循環範圍有所擴大，在任、督二脈、足三陽、足三陰、手三陽、手三陰的經絡都能獲得調節。使大腦、心肺、腸胃及手足周身微循環均能取得較小周天更為良好的鍛鍊，使一般的慢性病亦能獲得有效的改善。

除以上外練習大周天可以調整四肢的微循環，增加四肢運動的靈敏度、速度、以及力度。

3. 小周天的練習方法

小周天本義原來是指地球自轉一周，既晝夜循環一周；後經引申，被內丹術功法借喻內氣在體內沿任、督二脈循環一周，即內氣從下丹田出發，經會陰過肛門（**需要提肛吸氣**），沿脊椎督脈通**尾閭、夾脊和玉枕三關**，到頭頂百會，再由兩目中下（玄關）而

下到迎香至承漿穴（下唇尖）**吸氣止**，內會至舌尖、舌尖抵至上腭稍微轉動會有津液自然而出(搭鵲橋，需要用鼻孔**出一部分氣**）這津液是寶貴的要緩慢咽下別吐出來。

跟著與任脈相接，**另外一部分氣**沿胸腹正中下還丹田。因其範圍相對較小，故稱小周天。又稱子午周天、取坎填離、火下水上、水火既濟、玉液還丹。因為我們所吃的所有的營養必須通過氧化才能夠吸收。所以透過用練習腹式呼吸法來增強我們的吸收能力。

① 起　式：

雙腳分開與肩同寬，雙手抱球如同渾圓樁，意念由會陰穴起提肛吸氣引氣到尾閭穴關往上按照小周天的路線經過命門穴、**夾脊穴關**（是調整食慾的經穴，可以增減肥）肺焦穴、大椎穴、**玉枕穴關**至百會穴、過玄關到迎香穴至承漿穴**吸氣止**，通過鼻孔**出部分氣**，部分內氣經過膻中、中脘之後到神闕，之後收腹入丹田歸會陰。只要一提肛一收腹一吸一呼，就自然就是一個小周天了。

② 收　功：

收功的姿勢是雙手的勞宮穴與腹中線神闕穴重疊，男性左手在裡面，女性右手在裡面，全身放鬆，慢慢地一方面通過鼻孔出一部分氣，另一方面將吸進的氣納入腹中，如此一來就能夠透過神闕穴使全身的微循環穩定，意念是守住小周天軌跡的各個穴位。

③ 環　境：

選一清淨之室，開窗闔戶，空氣新鮮，避免風向，然後寬衣解帶，內心安靜，平直其身，脊骨不曲，端正不歪，以舒適為度。雙手相握置於腹下。然後微閉雙目，安然入靜，不思，不看，不聽，不動，舌抵上腭，口中津滿隨即緩慢咽下。

初練者往往雜念紛紜，時滅時起，可採取隨息法消除之。 呼吸要求由緩慢細柔逐漸達到深長，若有若無，一似龜息。呼氣時，意識隨氣息經胸胃直達小腹，心窩略內陷（即心窩下降法）。這時，練功者有氣息下沉的感覺，即氣貫丹田。意識若不隨之而下，即無此感覺，也即有了雜念。

所說隨息、心窩下降、氣貫丹田，全是意識暗

示，現實的呼吸仍然是鼻吸鼻呼，僅在呼氣時意識暗示氣貫小腹，用此法沉氣既可避免產生雜念，又可避免久練後出現胃滿胸梗之弊，可謂一舉兩得。 小腹必然產生熱氣，此時即可運氣使之通小周天。

④ **注意練習的路線：**

即任督二脈，從後上經前下，來回不止，循環不息。具體操作方法如下：

用意識假想丹田有一股熱氣，由丹田下行，循小腹，抵臍下四寸中極穴，經會陰（**提肛吸氣**），過穀道（肛門）至尾閭，沿夾脊棘突中上行經過大椎玉**枕**，達頭頂百會穴（過三關），再下顏面迎香至**承漿穴**，過喉，舌抵上腭（搭鵲橋**吸氣止**），口中津滿隨即緩慢咽下，由鼻孔出（呼）部分氣，部分氣由胸神闕穴**腹正中線**入丹田中。略頓一頓，仍循前法，週而復始，循環不已，至練功畢時為止。

小周天所說丹田，為臍下一寸五分之氣海穴。如此氣若遊絲週而復始過百日即成。

⑤ **螢光軌道循環式：**

將以上的循環路線用意念想成為螢光色的軌道，

用意念帶領呼吸循環也是個螢光色的球體，球體稍微寬於軌道，用意念輕輕地、慢慢地引導球體按路線經過每一個穴位循環亦可達到週而復始的作用。

⑥ 雙手往返式：

人站立雙手在小腹前手心朝上，按照以上路線雙手向上時意念是由會陰穴**吸氣提肛**上督脈**過三關（依次是尾閭關、夾脊關、玉枕關過了這三關基本上督脈就通了，通了就是能夠習慣自如了）**引氣過百會穴到迎香穴，分開環繞嘴唇兩邊下至**承漿穴、搭橋鵲（就是用舌舔上腭活動幾下，使之舌的四周有津液出來，吸氣止，呼氣始）**就是舌舔上腭，雙手提到下巴部位，反雙手慢慢向下返回會陰穴，呼**出氣**來部分由鼻孔排除，部分經過意念引導慢慢經過中脘穴回到神闕穴，進入丹田穴入會陰穴。氣若遊絲週而復始，循環不已，至練功畢時為止。

⑦ 練習小周的成功方法：

(1) **小周天口訣**：周天行功效卓絕，自然鬆靜是妙訣；坐臥務令安馬適，叩齒搗津神乃集；調息綿綿著意處，養得丹田暖暖熱；功中慎用四字訣，任督貫

通莫急切；收功更宜徐緩行，諸般揉擦莫草率。「提於會陰始，途經夾脊中，上行過玉枕，承漿津液生，神厥入丹田，回歸至會陰。」

(2) **小周天行動要領**：最主要就在自然鬆靜，要求道法自然，全身放鬆，心神寧靜，排除一切雜念。其次就要意守丹田，服氣、吞津，均需納入丹田；第三、就要善用四字訣：**吸**（氣）、**撮**（提肛），**舐**（上下腭）、**閉**（目、氣），纔能掌握火候；第四、對呼吸的要求極為嚴格：呼氣要悠、緩、勻、細，吸氣要靜、綿、深、長，才能加強氣血的運行。最後，必須在小周天練得穩固以後才能練大周天，以免產生偏差。

(3) **小周天行功六字訣**：寧，靜，致，遠，安，定。

會陰提起**寧**字訣，途經夾脊**靜**字訣，上過玉枕**致**字訣，液生承漿**遠**字訣，下至丹田**安**字訣，匯歸會陰**定**字訣。行功只記六字訣，易記易練。

如何可以自動行走小周的軌跡：那就因人而異了，只要你選擇了以上的任何一種練習方法，每天堅

持一百次以上，天天堅持，有的人一百天就可以自動行走小周的軌跡，可是有的人就需要二百天，甚至於更長一些時間才行，關鍵是需要有恒心。

（二）、大周天

1. 大周天功法

①大周天是在小周天的基礎上更進一步的鍛鍊與提升，將內氣延伸到四肢，是從頭頂百會到腳心的湧泉穴為止。呼吸方法比小周天更為細、慢、勻、長，可採站、臥兩種姿勢，其行功的口訣為：

②下丹運氣大周天，雙腿三陰到湧泉；外沿三陽經環跳，提肛升氣三關間；

③頭頂百會膻中降，大椎三陽中指尖；勞宮三陰膻中穴，丹田直下又返還（返湧泉）。

具體功法說明：**先呼氣，舌舐下腭，氣入丹田，**凸小腹將內氣下沉會陰，隨即氣分二股，沿著兩邊大、小腿內側的三陰經直抵腳心的湧泉穴；然後改為

吸氣，收小腹，舌舐上腭，以意領氣，從湧泉穴引向
腳踝外側，沿著小腿、大腿上的三陽經上升至臀部的
環跳穴，再向會陰會合，隨即提肛，經督脈三關（尾
閭、夾脊、玉枕）上視頭頂的百會穴，從百會再分二
道向兩眼（天目）會合於玄關　（靜極玄關才出現，
一念執著落後天，玄關是在兩眼中間下面一點，是個
特殊穴位），經迎香穴至承漿行呼氣，由舌尖、舌
根，下降膻中穴，導引內氣從大椎分向左右兩邊的肩
胛處，沿手臂外側的三陽經直達中指指尖；然後再吸
氣，由中指尖到勞宮穴經手臂內側的三陰經回到膻中
穴，接著呼氣，循任脈直下丹田、會陰，分二道沿左
右兩腳的三陰經返回湧泉穴。這就是所謂陰陽循環的
「大周天」。

　　大周天行功十二字訣：寧，靜，致，遠，怡，
養，天，年，安，定，禪，立。

　　　氣沉丹田**寧**字訣，下入會陰**靜**字訣，內下三陰
致字訣，直抵湧泉**遠**字訣，吸氣三陽上環跳**怡**字訣，
合於會陰提肛**養**字訣，經督脈三關（尾閭、夾脊、玉
枕）**天**字訣，上視百會**年**字訣。分經天目（雙眼）會

合於玄關經迎香至承漿穴**安**字訣，下降膻中神厥穴至丹田**定**字訣。分二道沿左右兩腳的三陰經**禪**字訣，返回湧泉穴**立**字訣。

2. 大周天的用法

「靜為小周動為大周」：這是過去中國傳統武術家的護身符，傳統武術家一般都會以小周天養元氣，大周天練拳，但也不是各個師傅都傳給自己的弟子，如果不是因為「佛道」兩家的養生傳統生生不息，中華民族的養生文化遺產也就很難傳留下來了。

① 為什麼靜為小周，動為大周？

因為練習小周需要安靜，效果也是在安靜當中得到的，具體實質的功能與效果在前面小周天篇已經有很詳細的描述，就不贅述。

② 為什麼「動」為大周？

因為大周天除了能夠更好地調整大腦、心肺、腸胃的微循環外，並且提高與調整了四肢手足周身微循環的氣血共振能力，並且能夠提高動的速度與靈敏度，使頭腦清晰靈活反映快，增加四肢動作的協調

性，並且因此加重了拳的整體力度所以大周天練的熟練以後動功均可以行走大周。

③ **練習太極拳講呼吸配合，怎麼才能夠配合？**

不會大周天的人，讓他再配合呼吸也是做不到的，只有學會大周天的人才可以配合的了，因為太極拳講「開合」，即要記住太極拳的動作又要讓呼吸能夠配合「開合」，惟有練習好大周天的人才能夠做到，在動作中**呼為合，吸為開吐納自如**，呼吸與動作協調自然。

站樁養生功「靜功」配合是用小周天，但是站樁靜功後面相同時間的**動功用大周天**，效果極佳。

④ **站樁養生功「動功」配合大周天的功法：**

在已經學習會大周天的情況下，做動功時：其中以**站樁雙手擺的高度來區別：中：推木，下：播水，上：舉手托天。**

(1) **雙手在中間推木**運用大周天的方法：雙手在胸前，立掌掌心向前，雙腳分開，一前一後，意念為人站立在水中，水中有個圓木對著自己順水而下，圓木馬上就會將自己撞倒，只好用雙手去迎接，並且推

出，但是水流較急，圓木又被水沖下來，雙手只好再迎接圓木托這圓木圓木太重雙手只好收回到胸前，在再後退就要倒地的情況小，只好立定身體雙手再向前推木，向前推木時前腿慢慢彎曲的後腿慢慢挺直，雙手托著木頭收回來胸前時前腿慢慢伸直，後腿慢慢彎曲的，如此返而復始，雙手推圓木**向前**時走大周天**呼氣**，雙手托圓木**後收**手時走大周天**吸氣**如此返而復始。

(2) **雙手在下面播水**的運用大周天的方法：雙手在大退兩則，雙掌掌心向內，雙腳分開，一前一後，意念為人站立在靜止的水中，用雙手手心向前慢慢播水，水有阻力雙手再慢慢回來到臀後，雙手向前播水時前腿是慢慢彎曲的後腿是慢慢伸直的，雙手收回時前腿是慢慢伸直的的後腿是慢慢彎曲的，如此返而復始。雙手向前播水時走大周天**呼氣**，雙手播水後回收手時走大周天**吸氣**如此返而復始。

(3) **舉雙掌托天椿**動功運用大周天的方法：雙掌在肩掌心向上形如托物，雙腳分開如肩寬膝蓋彎曲，雙腳再慢慢伸直雙掌同時托起向天，之後雙掌不動雙

腿再慢慢彎曲下蹲，如此返而復始。雙掌向前上托物時走大周天**呼氣**，雙掌向回收時走大周天**吸氣**，**另外意拳站樁功的其他所有的動功都可以用大周天。**

（三）打通任督二脈

我們看過許多武俠小說裡面的什麼武林大俠得到什麼武林秘笈，就如何閉關練功，又就如何練習大小周天打通了任督二脈，之後就武功大增成為武功蓋世的武林大俠！其實不過是杜撰也，因人之任督二脈本

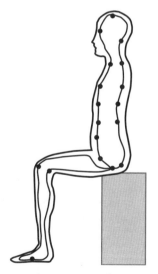

來即是通的，只不過是久而久之練習的目的只是為了使我們可以養成一個意守丹田腹式呼吸的習慣而已，持久亦可形成軌跡。並無什麼打通任督二脈不打通的問題。現在我們在前面已經將練習大小周天那麼多好處已經告訴大家了，但是並沒有那麼神秘那麼誇張。

（四）練習大小周天的注意事項

1. 練大小周天時切忌用力吸氣，或拱背挺肩低頭使後頸用力提升，否則易生流弊。

2. 必須以意識暗示緩慢引氣上升，若無上升感覺多練多引自然成功。

3. 務必循序漸進不急不躁，因勢利導氣，若遊絲週而復始。急躁冒進要產生偏差。

4. 若假設每習一分鐘小周，即可長一分鐘壽命，進步就會大增。

學生剛剛開始學習意念意識差的時候，可以用教鞭指引法教授，方法就是老師可以用教鞭指引學生的穴位以及呼吸道軌跡，用教鞭帶領經過幾堂課以後學

生就會自己練習了。

　　剛剛學習時一口氣如果提不到半周（百會、承
漿）可以換氣，但是必須堅持按軌跡行走的意念。

　　站立和躺臥在床上均可以練。

九、大小周天（腹式呼吸法）的科學印證

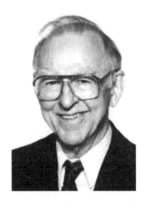

諾貝爾生理學及醫學獎的獲得者克雷布斯

1.克雷布斯循環理論

練習大小周天主要目的，是為了能夠增加人體的耗氧能力，有助於消化系統更加充分地、更精細、精確地吸收吃到肚子裡面食物的營養，提高身體的能量。因為人體的能量是必須由氧氣的供給才能夠產生

的；1953年的諾貝爾生理學及醫學獎的獲得者猶太人克雷布斯（注八）告訴我們他在生物化學方面的研究成果——克雷布斯循環，又名為三羧酸循環。克雷布

注八　克雷布斯理論及其人

　　克雷布斯的父親是德國一位外科醫生，子承父業，他也學醫。醫校畢業後，一直在大學附屬醫院工作。

　　如果國泰民安，他也許一輩子就是一位普通的醫生。但是第二次世界大戰爆發了，他受到納粹的迫害，不得不逃往英國。在德國，他是位非常優秀的醫生，但是在英國，由於沒有行醫許可證，得不到社會的承認。他只好打消當一名每天給患者看病的醫生的念頭，轉而從事基礎醫學的研究。——省略——

　　他的偉大不僅僅是發現了幾個化學物質的變化（克雷布斯理論），而且在於將每一個活的變化整理出來，找出了可以解釋動態生命現象的結構。由於這一業績，他在1953年獲諾貝爾生理學醫學獎。

　　他的偉大發明就是三羧酸循環：在三羧酸循環中，反應物葡萄糖或者脂肪酸會變成乙醯輔A。這種「活化醋酸」（一分子輔和一個乙醯基相連），會在循環中分解生成終產物二氧化碳並脫氫，質子將傳遞給輔煙醯胺腺嘌呤二核酸（NAD+）和黃素腺嘌呤（FAD），使之成為NADH＋H+和FADH2。NADH＋H+和FADH2會繼續在呼吸鏈中被氧化成NAD+和FAD，並生成水。整個循環過程生成ATP，為集體提供能量。克雷布斯的循環理論說明沒有氧氣的參加是不能夠完成的。這裡面所提到的集體能量，這個理論是西方科學從生物化學角度立論的，而我們中醫循環理論的中氣原氣，同中國人自古以來練功的人講的丹田之氣是出一轍，中醫的理論是建立在易經（注九）陰陽學說的科學基礎上，透過觀察經驗用心的感觸而立論的，大同小異只不過是角度不同而已。

斯的循環理論說明沒有氧氣的參加，我們所吃的營養吸收是不能夠完成的。這個理論是西方科學從生物化學角度立論的，而同中國人自古以來中醫循環理論講的中氣元氣是出一轍，中醫的理論是建立在《易經》（注九）陰陽學說的科學基礎上，透過長期的觀察經驗，用心的感觸而立論的，大同小異只不過是角度不同而已。

注九　　　《易經》不是玄學是中華民族的科學、哲學，《易經》的易字就是日月的組合，它代表了中華民族上古的宇宙觀，它的基礎是以陰陽、五行、太極、八卦學說為基礎的中國人古代的宇宙觀，其實陰陽太極八卦學說通俗的來說就是一個事物的兩個方面，也就是二元論；《易經》認為太極就是宇宙。萬物都是一生二、二生三、三生萬象；陽也可以說成是個符號是：正、或者是A、或者是1，陰也可以說成是個符號：負、或者是B或者說是2，太極生兩儀，兩儀生四象，四象就是四個方面，四象生八卦、八就是八種物質，在哲學上，《周易》把人們在自然中經常接觸的天、地、雷、風、水、火、山、澤的八種物質、八八六十四卦，就是 六十四個符號，代表六十四個規律，每一個卦是一個符號就是一個規律，每個符號代表一種不同情況的規律細節。

　　　五行是對地球不同物質性質概括性的歸納，是中國古代的一種物質觀。多用於哲學、中醫學和占卜方面。五行指：金、木、水、火、土。認為大自然由五種要素所構成，隨著這五個要素的盛衰，而使得大自然產生變化，不但影響到人的命運，同時也使宇宙萬物循環不已。

　　　五行學說是將宇宙萬物，都編排為木火土金水五種

具體實證：練習者會感覺到腸蠕動、腸鳴、放屁等現象。

2. 增加人體皮膚呼吸的能力

我們知道青蛙完全用皮膚呼吸的，人體的皮膚也是有呼吸能力的，人體的皮膚主要由角質層進行吸收氣體。角質層的物理性質相當穩定，它在皮膚表面形成一個完整的半通透膜，在一定條件下氣體以與水分子結合的形式，經過細胞膜進入細胞內。無論是活的還是死的，角質細胞都有半通透性，它遵循菲克定

基本物質的運行（運動）和變化所構成。它強調整體概念，描繪了事物的結構關係和運動形式。如果說陰陽是一種古代的對立統一學說，則五行可以說是一種原始的普通系統論。

以及它們之間的關係，五行相尅：金尅木，木尅土，土尅水，水尅火，火尅金。五行相生：金生水，水生木，木生火，火生土，土生金。

中華民族古代文化包括天文、曆法、地理、軍事、哲學、武術、醫學、風水、卜卦、數術都可以將這些知識的細節套到《易經》裡面，套到裡面就產生了一種規律，這種規律性的知識既有利於學習與掌握，又便於承傳和保護智慧財產權。因此也就產生了不瞭解的人們對「易經」認為是玄學，是誤會與誤解。但是願意認真學習《易經》的人就可以取得一通百通的效果。

律，即在低濃度時，單位時間、單位面積內物質的通透率與其濃度成正比。 雖然氧氣經皮吸收量僅為肺部攝取量的1/160，但是其意義重大，原因是鼻的呼吸是經過氣管到肺部，經過肺部的工作才能夠將氧氣吸收到血液裡面再被細胞吸收，中途必然有浪費的部分，而由皮膚吸收的氧氣是直接進入細胞內，在時速方面皮膚呼吸是最快的而且不浪費。

用小周天逆式呼吸法就可以彌補皮膚吸收量的不足（也算是一種輔助儲存），增加人體內部所需要的寶貴的氧氣，因為氧氣本身用鼻吸收，是根本無法在人體內部保存的，如果不足就會窒息身亡。

具體實證：練習者在練功時比較喜歡寬鬆或者短袖的服裝，作者認識一位燒傷面積大約百分之十的人，他說如果天氣熱的時候，氣溫在攝氏20度以上，如果沒有冷氣或者電風扇就會感覺到特別難受。

3. 促進氣血共振促進微循環

因為小周天逆式呼吸法是由會陰穴、尾閭穴經人體脊椎逆中樞神經吸氣而上的，所以就刺激了人體中

樞神經周邊穴位的氣血共振。至承漿穴後，呼氣時又
有部分氣通過神闕進入五臟六腑，促使丹田附近的氣
血共振以及共振波的運行，增進腸蠕動，促進了微循
環的調整。這樣就增強了人體的新陳代謝，對人體的
五臟六腑起到了按摩作用，從而使人能夠祛病健康、
延年益壽。

　　具體實證：練習者在練習時會感覺到眼目清晰、
身體發熱、放屁特別舒服。

　　大小周天的科學原理基本相同，大周天是小周天
的提高，因為大周天除了具有小周天的功能與效果
外，並且還提高與調整了四肢手足周身微循環的氣血
共振能力，增加了人整體的協調力。練的熟練以後，
動功均可以行走大周。

十、合二為一法（第三階段）

站椿可加小周，動功可加大周。

以上站椿養生功再提高一步，即站椿再加小周天——逆式呼吸法，才是最好的養生功！當然前面我們學習到的站椿功用自然呼吸法不是不可以，因為我們學習的時間不長，練習的還不十分熟練的時候，如果即用意念去站椿，又需要顧及到逆式呼吸，是會感到一心不可二用，所以，剛開始學習的時候，我們就分成三個階段，等到對這二個功都練習到一定熟練程度時就可以加在一起練習了，這樣的練習，有一個好處就是入靜，這二者加到一起雜念就沒有了。

1. 合二為一渾圓椿的練習方法

全身放鬆，雙腳分開如同肩寬，雙腿稍微彎曲、

肩鬆肘垂、雙手由開合樁上升到胸前呈抱球狀，有撐三抱七之意，肩要鬆、胸要含、腹要圓、虛領頂勁（後背與脖子需要直挺頭如頂物），十指自然分開彎曲，臀部微後坐，不要用力，**共振意念著力點**的具體位置在臍後命門前，心下穴，會陰上，其中空懸一穴，就是玉環穴即丹田。精神放大，這樣能夠使心胸開闊舒暢，肺活量增加，氣易下沉，血液循環加速，新陳代謝加強。脊柱保持直的狀態，兩眼平視前方。

之後**提肛吸氣**讓氣由尾閭穴往上按照小周天的路線經過命門穴、夾脊穴（是調整食慾的經穴，可以增減肥）肺焦穴、大椎穴、玉枕穴至百會穴、過印堂到迎香至承漿穴**吸氣止開始呼氣**，經鼻孔出一部分，另一部分經過膻中、中脘、至之後到神闕，之後**收腹**入丹田歸會陰。只要一**提肛吸氣、一呼氣收腹**就自然就是一個小周了，練的時候是用意念氣若遊絲的做，而不能夠憋氣。

提肛與收腹之間的時間差大概是幾秒、十幾秒、二十秒、三十秒這就看自己的功夫了，練的時間差，時間越長越好，但是並不等於憋氣。只要一提肛一收

腹內部自然就會有微動，而不是死站。

【意念】人在水中抱著個球，呼吸走小周天。

2. 動　功：

可以做推木的動作，意念是人站在水裡面，面對著一個由上游流下來的大樹幹，練習者用雙手迎著木頭向前推，木頭因為水的推動就會又壓過來，雙手因此慢慢收回，如此往返這樣推呼氣，收吸氣就是加大周天了，練習時間也是站了多長的時間就練習多長時間。

3. 充氧運動

現在全世界健身運動很多，但是大多數都是缺氧運動！各種運動都是四肢的各式各樣的活動，這樣的動作就引起血液流動加快，這也是正常的有效脈率。大多數運動都能夠達到這種情況，但是激烈運動的結果是氣喘吁吁，呼吸加快，這就是一種缺氧現象。

然而二合一的站樁功法就是一個十分好的充氧運動。用這樣的方法站樁開始後血流逐漸加快，脈搏每

分鐘可以增加20～50分鐘，一般情況下血液在血管中流動的只有身體血液的一半以上，但是在站樁的情況下，儲藏在身體內肝、骨髓、脾中的血液都被動員出來，參加到奔流的血流中。有資料證實透過實驗，知道這樣的方法站樁一小時後，每立方毫米的血液中，紅血球可以增加152萬，白血球3650個，血紅蛋白可增加3.2g，其他活性也增加40%。

4. 合一功：

在我國腹式呼吸法大小周天又名吐納功、內丹功，是屬於道家的修煉的功，樁功是禪功，屬於佛學的修煉功，這裡並不是要講宗教，而是講佛道兩家在追求健康長壽的生活方式和方法，現在我們不受宗教限制，將它們合一了，我們就可以全面地吸收了佛道兩家的優點，所以，這合二為一就是中華民族養生功方面的精華。

十一、入　靜

（一）為什麼需要「入靜」？

1.「入靜」以及入靜的好處

現在練習站樁功到底需要不需要和小周天一起練習，需要不需要入靜，都是有爭議的，我認為初學習的時候是應該各練各的，因為如果樁都站不好，又如何同時練習小周天呢？

然而在你真正要認真學習小周天的時候，又不可能同時將樁完全站好，所以我建議在學習的起初時，還是應該各練各的，等到兩種功法都學會了，反正練習小周天是可以用站樁式的，兩個功加在一起一點也不難就自然而合了！其實練習小周天就必須「入靜」

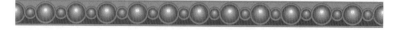

不「入靜」是練習不到的，所以在你將小周天加到站樁功裡面「入靜」的功效就自然而成了！

2. 那究竟為什麼需要「入靜」呢？

「入靜」又有什麼好處呢？「入靜」就是止息一切雜念，使識神進入高度安靜、輕鬆自然的狀態。入靜既有別於醒覺，也不同於入睡，不等於萬念俱息。練功者須保持練功的意念，或意守丹田，或默念字句，所以，大腦相應部位還處於某種興奮狀態，而非全部抑制，但是，必須儘量降低練功意念的強度，以使精神真正安靜鬆弛。為此，還要調整形體姿勢，使全身肌肉放鬆，以保證思維活動相對單一，雜念儘量減少，入靜程度加深。

入靜的深淺直接影響練功效果。入靜越深，效果越顯。入靜是各種功法的基礎，初練功者難以做得很好，須下一定功夫。首先須要對養生功入靜可以治病健身，抱有堅信不疑的態度，否則就難以與雜念相抗，令精神入靜的操練，與藝術境界的提高有類似之處，只要堅持努力練習，就會不斷進步。

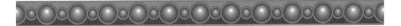

（二）入靜對人體有益的科學原理

1. 更好地休息是入靜

近幾十年來，學者們利用現代科技手段對練功入靜，對大腦機能的影響做了初步研究。由腦電圖和中樞神經介質生化成分實驗分析，發現入靜會使大腦皮層進入特有的主動性內抑制過程。這是一定程度的良性抑制，是一種高度有序化的啟動狀態。

練習養生功者入靜時，腦電波有明顯變化，其腦電圖積分值較練功前有大幅增加，比單純安靜休息時腦電圖積分值增加量高出約10倍左右。入靜對於人體的好處還有許多科學根據，就不再此一一述說了。

腦電波研究還表明入靜時，大腦皮層活動是逐漸由興奮狀態轉入到抑制狀態，這對大腦皮層有保護作用。根據現代醫學的理論，血液循環主要是受神經系統的支配和調節。

「三調」在習練養生功中，由於「三調」（大

腦皮質、 血液循環、神經系統）能使人體進入放鬆
入靜狀態，這樣就可由調節植物神經的平衡，特別是
交感神經系統緊張度的降低，使心率、心輸出量和血
壓等得到調整。此外，養生功對改善人體末梢的血液
循環十分有效。

2. 延年益壽需入靜

習練養生功對預防和輔助治療心血管的疾病具有
積極的作用。由此可見，長期有規律的練習養生功，
確實能夠有效地改善衰老對性激素水準的影響，調節
中老年人的新陳代謝過程，達到延年益壽的作用。當
然入靜不僅僅是使人身體健康，而且是人的修養，因
為入靜能夠使人有正確的思維方式，如同曾國藩日記
裡面所講——**養得胸中一種恬靜。**

有條不紊，從容淡定。在安靜中下正確的決定，
做正確的事。這樣您的煩惱就會少，心情也愉快，真
正的健康長壽由此而來。

十二、減　肥

1. 減肥有功效

　　站樁養生功減肥十分有效，練習站樁養生功對人體起到的新陳代謝破舊立新的作用，它能夠由「站樁」排去身體積蓄的毒素與燃燒多餘的脂肪，練習站樁養生功的同時是採用合二為一的逆式呼吸法可以增加人體的氧氣，氧氣的充實就提高了人體的吸收營養的能力，增加身體健康（不是脂肪）的能量。

　　見過許多人用高蛋白低脂肪的食品減肥，不僅僅是有反覆而且因為營養不均衡，身體疲倦，抗體減少，酮體增加，並且更易得病。女性減肥首先要放鬆心情。很多時候，肥胖的罪魁禍首往往是自己對肥胖的恐懼所形成的心理壓力，有的人一旦進入這種恐懼

和壓力狀態，大腦就會不停地給腎上腺發出信號，從而導致大量皮質醇的釋放。一旦皮質醇水準升高，就會引起暴飲暴食(暴食水果可以減肥嗎)，進而造成人體內的脂肪囤積。

2. 改變恐慌信號

因為人的大腦裡存在一種「食物缺乏恐慌信號」，一旦體內食物不足，這種恐懼感就會油然而生；只要一想到自己需要放棄「吃」，心理就會感到焦慮和緊張，最後反而比實際生理需要還吃得多。奉行節食計畫（怎樣節食減肥最有效）的女性，常把自己置身於恐慌和焦慮的狀態之中。因此，女性要想有一個良好的體型，減肥首先需要放鬆心情，積極悅納自己。

用站樁養生功減肥只要適當地控制飲食，就不會反覆，只要肯堅持，比起用其他方法有效的多；所以站樁養生功實在是個良好的減肥方法。

十三、與氣共舞

我練習意拳養生的心得，總結出來的一些心得體會，養生站樁功練習要領，以及對人體的益處。

前面主要講站樁的科學理據，下面主要是總結多年來站養生樁的一些心得體會以及經驗。

首先要講的是外煉其形，內煉其氣，意念為先導，可以按照自己身體的情況各取所需、求其形、追其意，得其氣、受其益。

（一）法

1. 入門（這裡指的是渾圓樁）

其實學習練習站樁養生功並不是一件很難的事情，剛剛開始就如同男人抱著個女人，或者是女人抱著個男人一樣，只要你一心一意地去愛它。耐心的去

按照師傅的要求去做，很快就學會了。入門的標準是感覺，當你有了感覺了就算是入了門。

2. 意 念

（就是想，現在市面上流行的瑜伽術叫它「冥想」，其實我國古代習武之人就用這個方法，只是名字不同叫做**心法**。）

對站樁者的心理要求是內心世界絕對安靜無雜念，但是也必須配合練習集中意念想手中的球。

重在意念：是由大腦磁場產生的電波在人體內部對與氣血共振相連的控制意識。站養生樁必須要**用意念**，如果練習者在站的時候不能夠集中精神，使自己頭腦安靜下來用意念站，那麼，與能夠使用意念的練習者在學習的效果上是截然不同的。

3. 放 鬆

要鬆而不泄、緊而不僵，全身放鬆如同人站在水中，這也是意念之一令人的精神和肌肉都保持鬆弛狀態。放鬆是肯定的，但是站養生樁不光是放鬆，光是放鬆還是不夠的，應該是鬆中有緊、緊中有鬆，以鬆

為主，鬆緊配合。在這裡特別需要提出來的是鬆緊之間的關係，因為養生樁需要用意念在體內按摩病灶，按摩是個動態的行為，動就需要緊了，所以站養生樁是鬆緊交替的，只不過是鬆多緊少而已，另外這種動是表面看不見的動，所以，在體內就必然產生看不見的緊，這就是站養生樁鬆緊之間的關係，鬆緊之間的配合得當才是十分重要的。

身體精神全放鬆：如果只有身體的放鬆沒有精神的放鬆是不行的，我們有的時候或者重視了精神的方式就忽略了身體的放鬆，有的時候重視了身體的放鬆確又忽略了精神的放鬆，在這裡必須重申一下，精神與身體的放鬆是二者不可缺一的。

身體放鬆的效果是身體四肢經絡通暢無痛處或者是少痛處，與精神放鬆的效果是心情舒暢精神煥發，加在一起才是真正的放鬆。

4. 立身中正

站渾圓樁需要立身中正，什麼叫做立身中正，李仲軒在「逝去的武林續集」裡面告訴我們：頭領脖、

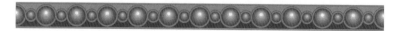

脖帶身，姿勢不可偏歪，如同太極拳的起式。「脊椎中正才能練精化氣」「頭上頂、尾椎中正」，頭是陽氣聚集處，尾椎是督脈開始的地方，督脈是陽脈，頭和尾相對了，精氣孕化，會生髓。脊椎中正的竅門是頭頂正不向前傾、脖子直帶領全身，脊椎中正的竅門是「耳朵與肩對齊，鼻與肚臍對齊」，還有一個書外的竅門，是「後腦勺與後腳跟對齊」，形意拳中叫「坐滿後腦勺」。 「首勿傾其前後」，腦袋不要前俯後仰，看似簡單，其實很難作到，人很容易頸椎有毛病，頸椎與後腦骨咬合得不佳，擺正腦袋與脊椎的關係，至關重要。在日常生活裡，頭部後仰的情況不多，頭不正，多數是前傾，所以要挺直脖子，腦略後靠，與後腳跟對齊，猶如一個人坐下，把後背穩穩地靠在椅背上——這就是「坐滿後腦勺」。

(1) **注意法**：欲實行修養法時，最注意者，即適當之姿勢。如練時，先向下腹部，以意沉氣貫通，使小腹突出（常人不知此法）。但初行時，總苦氣不及腹。其法最緊要者，即閉口齒，以鼻向外徐徐出氣（而微細有聲，出至力不能出時，下腹自然實出）。

(2) **隨意法**：即權宜之法也，無論行止坐臥或車上，皆可隨意而練之（此法用意而練），有一時功夫修一時道，有一刻功夫練一刻心。一日內十二時，意所到皆可為。

5. 配 合：

大腦的磁場信號控制和肢體的氣血共震，調動已經產生的能量。雙手在得到氣感時就會發麻發熱，那個時候的雙手就不要死抱著，而是應該與手中的球相互呼應，做一個球要跑，手在抓的意念雙手微動，動作的內容是大小大，球在申縮、手在呼應意念是在想球別跑了，死站是站不出能量來的，站的好可以站到全身發麻發熱，整個人體就如同氣球被吹起來一樣、也會感覺的到自己如同一朵花開了。如果你那裡疼痛，就用意念指揮那個球去那裡按摩。

6. 時 間

沒有足夠的時間是達不到預期效果的！必須持之以恆，功夫就是時間，時間就是功夫，每次15分鐘是開始，每天兩次是一般的學習，每天能夠站一個小時

是最好，可以分三、四次站，但是不能夠不站，如果在兩個月以後你能夠每次站半小時了，那你就有了進步了，半年內爭取站到能夠有一次一小時時，算你是肯用功的了，那怕是一個月有那麼一回都可以長功夫，為什麼？因為只有起碼一次性的長時間的站，才能夠把人體的微循環徹底的打通，這也叫站透了。

7. 各種樁式

有躺式、臥式、坐式、無極樁、單腳式、因人而異，但是，無論什麼樁式都必須按照以上的要點去做才能夠有效果！

8. 環 境：

站樁一定要有好的環境，除了依山旁水安靜舒服之外，空氣也必須要好，但是必須避風。

9. 初站的感覺

如果有手心熱，手與胳臂發麻的感覺和放屁，都是好現象，沒有反而不好！

10. 各取所需

因人而異、因地制宜，練習養生站樁功者應當按照自己的身體情況，和自己的需要來站不同的樁式。不要勉強自己一定要練習哪個樁，站的舒服就是最好。

11. 連環轉換

各個樁式練習熟練以後，就可以練習連環轉換樁了，比如你站一個樁式渾圓樁站了十分鐘覺得很累，也可以翻掌雙手舉起作托天樁，再過十分鐘又可以換一個外撐樁，這樣經常換式站，就不會枯燥又不太累。需要注意的是，在換式的過渡動作應該慢（比打太極拳還要再慢一點才好），這樣才可以保持原來已經站出來的能量的連續性。

12. 似動非動

實際上站樁也不是一動不動的，練習這個功是動中有靜，靜中有動的，主要是內部（內功）的運動，即便是外面也都不是一動不動的死站，以上提到的有十幾個樁式，其中凡是站立的樁就應該注意從腳底下

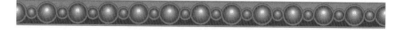

由湧泉穴至百會穴之間的那條直線的一種遊走的內應力，並且在站的時候，經常用意念以似動非動的微動的方式調整自己的脊椎。

上面一條線，下面陰陽腳，雙手正反微動，兩個腿經過腳後跟向上提的力互相換中心，其內部在你站的時候似動非動的微動方式，並且調整了微循環，練到一定程度微循環的活動就如同水開了鍋一樣，有的時候你會感覺到身體在發熱。還有五指微動功等……。必須要重視動的重要性，動就是導引，動的目的是為了將活躍起來的氣血疏通開調理好，在太極拳的講法叫「合氣」，什麼叫「合氣」？那就是在你練習完靜功之後，你的微循環系統活躍起來了，但是還必須將你的微循環系統、與神經系統、五臟六腑合一起來，達到你整體的氣血疏通，同時精神舒暢，這樣可以使自己的中樞神經以及五臟六腑得到良好的保養，達到精力旺盛的目的。

13. 學習站樁功的最佳快捷方式

雙腳分開與肩寬站立，雙臂伸直，雙手放在小腹

前手心對手心，全身放鬆，雙手做開合的動作，慢慢就會產生手心內有彈弓感，之後再雙手提高一點，如此往返不斷提高，就到了胸前，動作小一點，這樣站的就是渾圓樁，這是學習站樁功站渾圓樁最快的方法。原因是，因為產生的氣感強，所以產生的信心越足，提高的就越快。

14. 意念導引體內按摩

人的心中有個球，意念導引醫百痛。心中有個球，站完樁之後用意念導引可以醫身體各個部分軟組織的損傷。可以用**與共振波相連的體內按摩方法醫治**，對一般外傷的醫治，在學習者已經掌握了練習的其他要領，並且對自己練習得到了感覺的情況下，就可以憑藉著感覺，用意念對自己的身體屬於外部造成的創傷部分的（不屬於內部疾病的）進行與共振相連的體內按摩，方法是憑意念，並且用雙配合尋找自己身體內部不舒服的地方，也可以說是病灶，呼吸自然讓意念中體內的那個球在病灶部分不斷的與共振相連的反覆旋轉，時間可以根據自己的身體情況以及需

要。比如說頸椎、肩軸疼痛,開始你就做渾圓樁,做到一定的時間,你的姿勢不變,意念中想著雙手抱著的球,用意念引導它向左邊的手臂上走,走到肩再到後面的頸,之後再引導到右臂,再回到雙手,如此往返久而久之就會痊癒的了。(此處是作者在奧地利格拉茲市時,因長期趴在電腦台前肩軸與頸椎全出了問題,透過以上方法**痊癒至今未犯的經驗**)

當你的確能夠有舒服的感覺的時候,那就是成功的開始,患者最好每天做三次,每次都必須在十分鐘以上。如果能夠配合適當的動、推拿、按摩、拔罐等理療效果就會更加顯著。

15. 糾正脊椎

在學習者已經掌握了練習的其他要領,並且對自己練習得到了感覺的情況下,就可以憑藉著感覺,用意念對自己進行體內按摩,方法是憑意念,並且用雙配合尋找自己身脊椎不舒服的地方,用提、拉、扭、拽、轉、頂的意念和方法,經常不斷的調整自己的脊椎,可以是脊椎有問題的患者,其中包括腰尖盤突

出，腰肌勞損、等等的脊椎有極好的改善。患者最好每天做三次，每次都必須在十分鐘以上。

16. 自由太極拳陰陽調整

特別需要再強調的是，彎曲與直線的關係，下面陰陽腳上面一條線，在練習站樁功到一年多兩年的時候，就會感覺你的身體內部有一股用意念可以控制的勁兒，所以在你站到一定的時間就應該動動了，這在競技樁的理論叫試勁兒，但是在養生功就叫它調整，內部按摩就是一種調整，但是雙腿一彎一直互相換中心，雙手陰陽互換的小動，做雲手之類的動作，注意脊柱保持直的狀態，這就是下面陰陽腳上面一條線，如同太極拳運動是對人體最重要的調整。

17. 五指微動功

人手的五指是通經的，拇指為肺陰經，食指為大腸經，中指為心包經、無名指為三交焦經、尾指為手太陽小腸經。因為五指與五經相通，所以，在站樁的時候五指的微動是十分重要的，咳嗽就讓拇指多用點力活動活動，可以止咳，肚子不好就讓食指多用點力

活動活動，可以讓腸胃得到調整。中指微動可以加強意念，增強記憶力，以此類推均為如此。練習站樁功一年多兩年的時候，你就會感覺身體內部有一股用意念可以控制的勁兒時，在你睡醒一覺的時候，你的兩隻手的五指微動你可以感覺的到身體內部五臟六腑的共振微動和放屁的排毒現象。

18. 與共振波相連的精神調整

對內部疾病的醫治方法，在學習者已經掌握了練習的其他要領，並且對自己練習得到了感覺的情況下，就可以憑藉著感覺，應該儘量放鬆自己「用美好的意念改變和減輕社會對自己造成的精神壓力」（忘記自己的病痛），調整中樞神經，營造良好的內心世界，儘量使自己的心情開朗、精神舒暢，透過意念對人體內部的共振波的內動，可以影響人體的微循環，挖掘人體的潛力、提高免疫力、提高自癒能力；直至達到人體內部疾病康復的效果。

19. 排毒作用

練習這個功可以排毒，例如打咯、放屁、排便、

皮膚出疹子等等。原因是因為練習站樁功促進了人體的微循環，由人體內部按摩使體內五臟六腑沉積的毒素、邪風都可以排出來。

20. 當你失眠的時候

躺在床上也可以練習逆式呼吸法。方法是仰臥、全身放鬆、雙手放在小腹上，按前面描述的方法呼吸，即可慢慢地入睡，這樣就可以醫治失眠。

21. 提肛收腹即小周

提肛收腹即小周，站樁站到需要合二為一的時候了，在你已經學會小周天的前提下，其實十分簡單，能夠提肛、收腹（舌舔上腭，產生的津液要咽下去），就能夠練出合二為一了，只是憑意念氣若遊絲的提肛和收腹而不要憋氣。需要注意的是提肛與收腹之間的時間差，因為這時間差就是吐納的功夫，時間越長的功夫就越好。

22. 自然呼吸

站樁養生功亦可以自然呼吸，全身放鬆不練小周

天，做到鬆而不懈緊而不僵，這完全根據自己的情況和能力。

（二）理

1.Ａ：什麼是氣？

我見過在一些節目當中，一些氣功大師被台下的人問到什麼是氣的時候，總是扭扭捏捏說的不清不楚，現在我們應該有個統一的定律式的答案了：**人體自身五臟六腑的氣血共振所產生的共振波就是──氣！**

除了王唯工博士的氣血共振波的理論，現在就略述2011年8月22日**香港成報及文匯報**的報導「**港學者科學釋針灸療效**」。當針灸用針刺入穴位後，會形成強大的橫切聲波經由肌肉傳遞至人體細胞，啟動細胞內的鈣離子，當鈣離子與白血球互相作用時，就會生成「安多芬」發揮止痛效果。（這裡講的這種橫切聲波在中醫來講還是叫氣（注十））

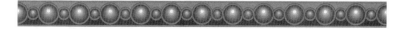

注十　港學者科學釋針灸療效

　　楊雄哲及李耕講解針刺穴位後人體細胞反應。香港文匯報訊（記者　嚴敏慧）針灸是一門古老而神奇的科學，在中國已有逾3,000年歷史，惟缺乏科學理論支持，即使現時已廣泛應用，仍被西方醫學界定為另類療法。一項由香港學者領導的研究發現，當針灸用針刺入穴位後，會形成強大的橫切聲波，經由肌肉傳遞至人體細胞，啟動細胞內的鈣離子，當鈣離子與白血球互相作用時，就會生成「安多芬」發揮止痛效果。

　　學者表示，今次研究首次運用細胞分子生理學及物理學，確立了聲波為針灸的傳導通道，證明瞭針灸具醫學療效，成功破解針灸3,000年之謎。

　　林兆鑫、楊雄哲、李耕8年實驗　有關研究由香港大學醫學院前院長林兆鑫、香港應科院前行政總裁楊雄哲，以及港大醫學院助理教授李耕共同進行，過去8年曾先後在牛肉肌肉、小老鼠及大白兔進行實驗，亦曾在逾30名志願者身上進行施針研究。

　　楊雄哲表示，他們利用了磁共振攝影技術，成功發現針灸時因震動會生成橫切聲波，並由肌肉充當傳導體把聲波在體內傳導。當聲波到達細胞後，會打開細胞壁的鈣離子通道，令鈣離子能與白血球互相作用，生成「安多芬」發揮等同止痛的效用，而這「止痛藥」更不會上癮及沒有副作用。

　　楊雄哲補充，進行臨床研究時，分別於志願者小腿上的外丘穴以及非穴道的肌肉施針。結果發現，當針刺在穴位時，其形成的橫切聲波能傳遞到6至8公分深；但當針刺在非穴位時，其傳遞距離只有不足一半。他又指，以往外界一向認為針灸是刺激人體神經達致療效，但未能解釋為何能有持久效果，今次研究則證實橫切聲波同時會啟動細胞內鈣離子流及鈣震盪，達到頻率放大效應及記憶能力，令針灸後效果可維持1.5小時。

　　有份啟動此研究的林兆鑫則表示，以往針灸因為沒

B：「氣」就是「波」，「波」就是「氣」

東方科學術語的「氣」就是西方科學的術語的「波」。其實現在講來講去「共振波」、「橫切聲波」全是西方科學的技術術語，「氣」就是我們東方科學的技術術語，因為我們是東方人，我們按照我們東方人的科學術語解釋我們民族的學術是正常的，「氣」就是「波」，「波」就是「氣」！不能夠因為我們運用東方「科學術語」就叫不科學，非用你們西方的「科學術語」才叫科學。

C：其實西方人也應該多多學習東方科學才對呀！當然西方人有他們自己的本位主義，值得反思的是中華民族自己的人，有不少因為喝了一點洋墨水（大多數是二手的）成了西醫了，也就六親不認了，是不是有些過分呢？

有科學理據支持，西醫並不相信其療效，但今次證實針灸能達至醫療效果，絕非另類療法。他表示，今次研究建立了針灸的科學基礎，日後可繼續循橫切聲波及鈣離子通道等方向，就特定疾病、療效或穴位作針對性研究。

2. 什麼是氣感

人體磁場通過腦電波調動與共振波相連的微循環使之活躍起來，產生的就是氣感。

雙手下垂手心相對抱球，之後慢慢地做距離三十公分至六十公分拉開之後，又收回的動作，幾次後就會感到球如同彈簧，這就是明顯的腦電波效應了，因為腦電波在大腦的指揮下傳導到雙手，因為都是同性相斥以及氣血的共振波所產生了排斥性的如同彈簧的頂力，練習太極拳或者氣功的人，管這種現象叫「氣感」。但是，氣感的科學原理太極拳大師或者氣功大師們，因為缺乏對人體科學的研究探討往往解釋不出來。

3. 什麼是渾圓

渾圓椿的渾圓二字就是「整體成圓、或者說是成球、或者說是成丸」，站這椿的人功夫超越了人體的自我感覺，好像無手無腳，沒有了五官的感覺，但身體每一處都可以擁有手、腳和五官的功能，若有外邊

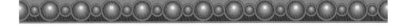

緣，隨時就有了那種感覺；若沒有外邊緣，那種感覺就也沒有了。陰陽合為一物，就是渾圓，而形意拳、太極拳、意拳的基本樁法都名為「渾圓樁」。

外人看到「渾圓」兩字，就望文生義，理解為手臂像抱著個球，這是形式上的理解，就算外形做得再圓滾，裡面沒有陰陽二氣的交替，也產生不出效果。因此，渾圓說的不是形感，而是電磁波與氣血共振的相交感。

大腦是高級的指揮部，氣血的共振是一般的電能，力是低效的電能，精（在下丹田）相當於蓄電池。電池可發電，精（在下丹田）可以化為氣，就是可以共振。電反過來也可以注入到電池裡，道家在「煉精化氣、煉氣化神」之後，還要「煉神還精」就是將電注回到了電池裡（樁功就是起到蓄電作用）。

雙手提到胸前就是混元樁，將腳腿的位置站好，肚子不能夠挺出來，氣感會更強，而且貫穿全身。過了十五、二十分鐘站累了還可以換姿勢站其它的樁。

4. 功夫的定義

功夫在北方的語言裡代表著時間，但是全世界都知道中國功夫代表著中國的武術，在南方練武術就叫打功夫，這裡講來講去就是練武術需要時間。其實練習養生功一樣也需要時間，反正你付出多少就有多少回報，所以時間還是越長越好。故此，在站之前一定要準備個計時器，比如手機、鐘或者手錶都行，因為既然是需要計算時間，那就必須紮紮實實地讓你站的時間有保證，不能夠大概或覺得站了多少時間，這都是自欺欺人。

如果你一下增加了很多的時間感到確實是辛苦，也可以一分鐘一分鐘的加，五分鐘五分鐘的加，或十分鐘十分鐘的加，加到覺得再也加不了為止。標準要看個人的情況和意願了。

《逝去的武林》一書中李仲軒說：「如何是站椿成就了？行意拳大師薛顛定下兩個標準：一、一站兩小時；二、手搭在齊胸高的槓子上，姿勢不變，兩腳能離地——不是較勁撐上去，而是一搭，身子浮起來

似的，這表明身上成就了。這兩點薛顛都做到了，我做不到，我是落後的，只是沒落伍而已。我就一個渾元樁，旁的不練。」

這是武林高手的標準，我們作為一般養生就沒有必要要求那麼高了，但是都需要有個要求才對，總而言之如果你願意投資點時間用來換取健康是值得的，如果只是簡單地走個過程是得不償失的，所以我們既然練的是養生功，可以不講功夫，但是不能夠沒有時間的要求。

5. 如何練氣

我們經常聽到有練硬氣功的在講運氣，什麼叫做運氣？運氣就是全身繃緊憋氣去自己需要的部位，這樣就會使我們身體的部分穴道緊閉部分穴道張開，就會造成對於部分身體的傷害；最好的練氣方法是行氣，用「意念」慢慢的引導，氣在體內在意念的引導慢慢下行走對身體不會造成傷害，並且對身體病灶及其他有需要的地方能夠有良好的與共振波相連的體內按摩作用，才是最健康有益的煉氣方法。

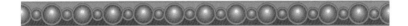

6. 返璞歸真

因為站養生樁是個返璞歸真的運動，它能夠使我們回歸到前工業化階段，人類在沒有被工業化的時代裡，生活是比較遲意的、簡單的、舒服的。是沒有那麼多的壓力和疾病的，體魄比現代人要強壯的多，健康的多。

站養生樁能夠使我們的精神面貌有所改變，同時能夠挖掘人體的潛力、提高免疫力、提高自癒能力：透過站樁這神奇的功法，就可以將我們的身體提高到工業化社會前的健康狀態。

7. 獨立守神，肌肉若一

是站樁功的基本，這是內經的寶貴提示，三千年前，中華民族就具有這種內修養生的大智慧，別小看這八個字它道出了樁功的真諦。

8. 幾個比喻

A：蓄電與「存」「用」：站樁就如同手機的電池在蓄電，電池蓄了電就是「存」，手機才能夠

「用」，能夠發短信、能夠講電話；經常性地站樁也就是「存」，動功和動作也就是「用」。

B：咖啡壺：在站樁的動與靜方面就如同咖啡壺，當它插上電之後，只是裡面在動表面上 看不出來什麼的，這也就是站樁的裡動外不動！裡面已經快開鍋了，外面看不出來！

C：柴油發電機：人體的共振就如同柴油發電機，由外來的電能用自身的設施加了柴油就產生了新能量（人體外來的能量就是宇宙大地磁場給人體的信號產生天人合一的效果。就如同人體吃了飯就能夠有生命氣息是一樣的道理），並且在機器的裡外都有一種共振的氣感。

D：柴油發電機產生共振的原因，是人設計這機器發電的過程中出現的，人體的共振是上帝設計的人體內的循環系統的功能工作時產生的。

9. 站樁養生功即中華瑜伽術與現代瑜伽術的比較

現代瑜伽術在體內按摩和排毒作用方面都是沒有

辦法跟站樁養生功比的，現代瑜伽術如果稍不留神或者是導師的指導錯誤就會產生拉壞筋，或者是傷害腰椎的問題。

站樁養生功的體內按摩功，可以調整人體的內分泌系統和五臟六腑十二經脈的疾病，另外還能夠調整人體的各個循環系統，對血壓高、心臟病、糖尿病、等⋯⋯各種常見病多發病和各種慢性疾病都有極佳的預防以及輔助治療作用。並且提高免疫力，促進人體的新陳代謝、活化血管，對各種老年人的疾病都有防治作用。

站樁養生功對於各種腰椎、脊椎、頸椎病症的預防和治療都有奇效。並且練習站樁養生功對於人體沒有任何副作用，對於人體不會造成任何傷害，更加不會走火入魔，這些都是站樁養生功的優點。

10. 良好的心態

練習站樁養生需要良好的心態

a)「*面帶微笑*」，（現在的人平時都不一定經常是笑的）笑也是放鬆的良好基礎，笑能夠讓自己舒

服，笑能夠使中樞神經得到良好的休息，如果能夠笑著站樁，就給我們平時做人打下一個良好的基礎，能夠使我們在日常生活中有個平和喜樂的心態，這就是**健康**。

b) 心裡面需要有個「**目標**」，就如同做人也應該有個人生目標一樣！比如我想健康長壽活到一百歲、我想讓我老婆給我生個胖小子、我想醫好我的糖尿病、我想減肥減到120磅。

史達林說過偉大的**毅力**出於偉大的**目的**！有了良好的心態才能夠克服一切困難，學習到好的功夫，才能夠有良好的身體。

11. 舉手投足在含蓄

由大腦磁場發出來的腦電波信號，控制肢體的氣血共震，調動已經產生的能量。雙手在得到氣感後就會發麻、發熱、發漲，舉手投足與周身都會產生一種含蓄的勁兒來，這樣的感覺非常重要，有這種感覺代表著練習有進步。

12. 陶冶性格

　　此功不僅是健身治病的運動，也是一種鍛鍊意志的功夫，所以學習此功的人必須注意這種鍛鍊。粗暴、浮躁、氣憤、憂慮、悔懼、得失之念和僥倖思想等，都是缺乏修養的表現，學者切要禁忌。

13. 身心健康

　　「獨立守神」（注十一）入靜、心無雜念、心曠神怡、練習的時候建立一個超俗脫凡（不受身邊任何雜亂事務的影響）自己練功的良好的內心世界，**肌肉若一**：認識自己的身體是個整體，與精神意念是一體，一切變化均都含蓄於體內，內臟與肌肉的改造是依靠意念引導內部氣血共振的調整，而不是外部的拙力，動作亦是舒適的動，應該能夠連綿不斷連貫一氣，而不可斷斷續續。

注十一　　　這在中華醫學經典《黃帝內徑・上古天真論》中有明確的論述，錄之如下：有真人者，提挈天地，把握陰陽，呼吸精氣，獨立守神，肌肉若一，故能壽敝天地，無有終時，此其道生。

　　　　　這段論述充分的說明：站樁修煉內功，具有脫拙換靈，脫殼換相，以至達到自己無形法身道體的最終功德圓滿。

如果你肯認真學習，這是一個十分完美的精神與人體相結合的健康運動。

14. 綜合治療（相互配合）

站養生站樁功是以養生、自我保健為主的科學站樁功，當然養生站樁功在慢性病領域的確是可以起到良好的醫治與輔助治療作用。

不過，我們對於學習者不要誤導，希望他們在學習領會的過程中正確理解站養生站樁功，不要產生誤會，不要認為學習站樁養生功就不需要看醫生了（不應該不讓人去醫院），不要輕易地宣稱、宣傳站樁養生功百病都醫，免得貽誤他人。

因為，西醫的微觀檢查是專長，中醫的整體調整醫治是專長，所以可以勸病人到西醫那裡去檢查確診及適當的醫治（能不開刀就不開刀）；回到我們這裡用中醫的整體觀來調整醫治。

15.「辟穀」餓不死的奧秘？

的確我們現在介紹的養生功是不需要辟穀，但是我為了介紹一點與小周天有關的科學知識，因為凡是

練辟穀這類養生功的一定也是先練小周天的，如果不然那真是會餓死的了。為什麼呢？

那是大凡練辟穀的都是因為養生的需要清理腸子裡面的宿便垃圾，增加新陳代謝，練習的人在平時的生活中就會經常吃一些松子、核桃之類的堅果，這些堅果裡面含有大量的高蛋白作物，營養豐富。其蛋白質含量高，其營養價值可與雞蛋、肉相媲美，含有人體必須的而自身又不能合成的多種氨基酸，含有豐富的脂肪……

同時又因為他們練習小周天吸收的好儲存的多，等辟穀開始頭幾天他們雖然沒有吃食物只是喝些水，但是也幾乎是零消耗，所以一般的情況下如果辟穀一週或者十幾天……，對健康都是有益無損的。

當我們明白辟穀與小周天的關係及當中的科學道理時就會明白原來辟穀一點也不神奇了。

16. 中西醫結合

中西醫結合在我國已經有幾十年的歷史，有病上醫院找醫生看是天經地義理所當然的，站養生站樁功

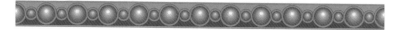

可以配合中西醫各種醫療方法，其中包括：服藥、打針、按摩、刮痧、針灸、艾灸。

但是，不建議輕易動手術，因為動過手術的患者的傷口雖然合癒，微循環系統已經受到破壞，對於動過手術的患者，應該千萬謹慎。

17. 簡單的三階段

其實，認真看就可以明白學習意拳養生站樁功並不是什麼難的事情，它分三個階段：

第一階段是用自然呼吸階段，在這個階段除了站樁的意念之外不用練小周天，如果你覺得就這麼練就滿足了，那就也可以不用考慮學習第二個階段的問題了，目前有許多的朋友就是這麼練的。

第二階段是學小周天（腹式呼吸法）。

第三階段就是在學習完小周天的基礎上合二而一。

看了這本書應該得到這樣的結論，那就是其實意拳站樁功很簡單不難學。

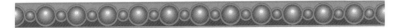

18. 舌舔上腭

舌字加一個三點水就是活字，這就說明舌與水（津液、口水、唾液）的關係就是生與死的關係，以及舌與水（津液、口水、唾液）無論什麼時候人吃飯的時候如果嘴裡面一點唾液也沒有，那你就真是連一口飯也吃不下去了，不信你就試試；這也就說明津液的寶貴性。（唾液、精液均屬於津液，其實就是西醫的內分泌）

19. 母　椿

「母」是子的源頭，為什麼渾圓椿是母椿？就是因為練渾圓椿得氣最快，而且渾圓椿是個能夠使氣全身貫穿的椿，一般的人在一般的情況下練好渾圓椿就好了，其他的椿是為了人的身體其他特殊的需要設立編排的，如果你練氣還沒有練到全身貫穿到情況下，是練不好其他椿的，這就是之所以渾圓椿是母椿的道理。所以，在本書編排的第一椿下抱球，及第二椿全是渾圓椿。

如果你還沒有練好渾圓椿就練習其他的椿，肯定

是覺得練不出感覺來，因此如果你沒有練習渾圓樁的情況下練習其他的樁，練不好是正常的。

20. 養生是什麼？

人由自身的努力達到尋找到自身內部的平衡以及與自然界的平衡、與宇宙的平衡與人和諧的生活方式就是養生。

21. 養　神

養生就需要養神（練神），因為精神是主導和影響人體的一切的。練養生功就是練氣，練養生功也是養神，人的精神能夠不被事所困擾，氣定神凝、頭頂藍天腳踏實地，天人合一心情舒展開闊樂觀，信心十足，專心練功，那種休息好過睡眠，因為睡眠時有的時候會做夢，品質上會很差，專心入靜練功，得到的效果，會比睡眠品質更好，心曠神怡，身心健康，才能夠健康長壽。

22. 練習站樁養生功為什麼能夠醫病

因為練氣可以調整梳理循環系統，練氣就是練共振（震動波），煉氣也就是調整梳理循環系統，因為

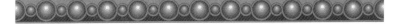

氣與循環系統是相連的，我們人得病大部分都是循環系統的病，除了心臟動靜脈的血液循環以外，還有水的專門循環泌尿系統……營養消化循環系統……！

所以，練習站樁功能夠醫病的原因就是，這個功能更調整人體的內部循環系統，將受到損傷的五臟六腑以及相關連的各個循環系統調整復原，使之歸於正常與健康的狀態。

23. 內 明

透過站樁，練習逆式呼吸法，也就是練氣、養神，但是，在學習和練習的過程中，我們可以增加了自己對自己內部的瞭解，更清楚地明白了身體內部的軟組織有什麼問題，內部的其他部位有什麼問題（包括五臟六腑），原來有什麼問題，現在有什麼問題，自己應當如何調整，經過自己的調整將會如何？武術家孫祿堂、杜心五在晚年的時候都有這樣的記錄（注十二）；大凡是和尚圓寂之前，他們想保留乾屍也都提前讓徒弟知道，並且做好封屍的缸等等所需要的一切，這也就是養生功練到內明的程度了。

注十二　　　一天，孫祿堂對夫人預言自己駕鶴之日，夫人大驚，遂命女兒孫劍雲帶孫祿堂去德國醫院（今北京醫院）作全面體檢。孫祿堂笑道：「我身體無恙，去何醫院。只是到時將有仙佛接引，我欲一遊耳。」夫人疑而不信，堅持要孫祿堂去檢查，檢查後德國醫生史蒂夫說：「孫先生的身體無任何不良跡象，比年輕人的身體還好。」歸後，夫人請京城名醫孔伯華來家中為孫祿堂檢查。把脈後孔伯華說：「孫先生六脈調和，無一絲微瑕。這麼好的脈象我是頭一次遇到。」家人遂安。同年秋，孫祿堂再次回到故里，不食者兩旬（辟穀），每日習拳練字無間。收縣教育局長、畫梅聖手劉如桐等18人為弟子。12月16日早上（夏曆十月二十九日卯時），孫祿堂對家人曰：「仙佛來接引矣，吾欲一遊耳。」遂命家人去戶外燒紙，頌佛號。6點零5分，孫祿堂面朝東南，背靠西北，端坐戶內，囑家人勿哀哭並曰：「吾視生死如遊戲耳。」一笑而逝。預知時至，生死坦然，無牽無掛，向佛向道，這是得道者的超脫與曠達，「由武悟大道，由道了生死」，信矣。摘自孫雨人記孫祿堂先生。其實真正的原因並不完全是信仰（佛、道兩家養生學習極佳），而是孫祿堂先生的從武到養生，在養生方面已經發展到內明功。其實武術家杜心五臨去世也是提前告訴了家人與朋友：至於杜心武53年去世的細節，……在長沙親自求證自然門的嫡孫曾小平老師，曾老師……說：「師爺在長沙去世前一天，曾去天心閣跟一些老朋友們告別：『我明天就要走了，你們想看什麼功夫，我都可以展示給大家……』於是應大家要求，當眾表演了輕功：從城閣腳下沿城牆飛身斜跑，一溜煙就到達城牆垛上……當年很多在場的老長沙都可以人證此事。」斯人漸世，留文為證，以免後人再以訛傳訛。

　　次日，一代武術大家、中華第一保鏢、南北大俠、自然門創始人——杜心武溘然長逝，享年八十四歲，後葬于長沙鳳凰山。

24. 中軸論

人體的脊椎是在人體骶骨以上的中間的一條上下直線，在中醫人體的脊椎兩旁佈滿了與臟腑相關的穴位，人體脊椎就如同豎立的鑲在人體中間的一個軸承一樣，我們就簡稱它為中軸，它成為身體的支柱，有負重、減震、保護和運動等功能。

人體許多的額外壓力是由脊椎來承擔的，尤其以並無肋骨支撐的頸部椎骨和下背部腰椎骨所承擔的壓力最為嚴重。

人體組織與五臟六腑能吊得起來，全靠脊椎骨，它上頭頂者頭顱，下面吊著骨，協調著全身。脊椎還負責保護人體通訊的總幹線——中樞神經。在人的神經系統中有31對神經是從脊椎伸出，……因此，脊椎是神經網路的原發點。

下丘腦，是人體健康的總調節閥，它是由下丘腦……垂體這一軸線與胸腺、性腺、甲狀腺等組成的系統，形成了人體機能的整體構架，人體的組織器官和機能狀態，實際上是由這一生命中軸為主的神經、

內分泌、免疫網路來進行調控的。因為脊椎問題所涉及的疾病上百種，與內科、外科、神經科、婦科、小兒科……內分泌科、其他各科都密不可分。

舉例說明骨科，現代都市人有許多坐辦公室的都有腰痛、膝蓋痛的職業病，應該注意到的是這些毛病是互相關聯的並且都與中軸有關係，腰痛是因為坐的時間太長，或者坐的姿勢不正確，腰椎骨斜了歪了，或者是有個別一節過分向內凸或者向外凸（腰間盤突出），其實膝蓋痛也多數是因為腰的問題產生的，因為腰椎骨的錯位壓迫了通往大腿膝蓋的神經以及血管及微循環系統影響了整個下肢的氣血共振，膝蓋得不到應該有的營養，中間的骨膜就越磨越薄（髕骨軟化）才疼痛的。

所以「中軸」脊椎、頸椎不正、損傷、都會對中樞神經、以及臟器以及人體的健康都會有負面的影響。站樁養生功講到的關於用自由太極拳式（打陳氏太極拳做到八面支撐就更好，以及涮腰、拍打）做提、拉、拔、轉、頂的各種動作與鼓蕩用來調整我們內部的不舒服，立身中正、調整脊椎作都是對「中

軸」的維護、維修、保養、調整，其中最主要的因素是氣。

25. 天人合一

天、地、人的磁場經過人一定（用意念站樁、打拳、練大小周天⋯⋯）的努力，在特定的環境裏合一的就是天人合一，也就是宇宙磁場信號（廣闊無邊的宇宙、蔚藍色的、閃耀的繁星、上天的意願），與地極磁場信號（深沉的大地、寬闊的草原、遼闊的一望無邊的大海），人體磁場信號（追求健康美好的意念）的合一，合一的結果每個人的情況不同，但是結果都會挖掘出一定的潛能來。這就是磁場與電場（靜電）產生氣場（氣血共振與共振波）的效應。

26. 環境很重要

前面在練習站樁功的前提是：**氣定神寧心情舒展開闊，樂觀信心十足，忘記一切負面的事情**（其中包括或者患有一些疾病），個人命運的順逆，那怕是天大的事情都必須暫時放一放，調整自己使之有個美好

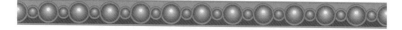

快樂的內心世界。

　　練習養生功需要將與我們無關的一切壓力放在外面，其中包括鬥爭、衝突、競爭、人事關係以及各種憂慮，讓我們從中解脫出來；以良好的環境做依託，**在大地自然中的叢山峻嶺，江河湖海，花草樹木中怡然自得**。除了心情之外環境也是十分重要的，前面部分是講心情，後面部分就是講環境的了！

　　細想我近三年練功精進了許多，主要是什麼原因呢？當然我遇到了人生的兩件大事，六十七結婚、六十八得女，這方面是屬於心情，但是環境也是關鍵，因為我這三年多住在一個島上，這個島沒有太大污染、因為沒有汽車，空氣新鮮、四周環海，有山有樹，這裏沒有大城市的雜吵，真是練功理想的好地方，所以再加上每天堅持練功怎能沒有成效呢。

十四、我的健康我負責

1. 一個亞健康時代

現代社會的發展走勢其實是完全背離了上帝的旨意，走向倒退、走向毀滅的，因為社會發展導向完全掌握在權力與金錢、貪心與慾望當中，所有的發展都違背了人性，整個人類走到一個亞健康時代。

正常的食物鏈已經遭受到嚴重的破壞，吃什麼都有毒，許多東西都不敢買來吃，近日臺灣出現的食品添加劑（工業塑化劑）污染事件，生產商為了降低成本，用了只供工業使用的有毒的代替品，錢確實是賺了不少，也害了不少人，其影響包括臺灣的二千三百萬人民，以及海峽彼岸的群體，其嚴重性包括會影響到男性的生殖能力，以及種種癌症及其他疾病。

現代奸商社會環境之惡劣、顧主千方百計地算計雇員，工資跟物價賽跑永遠是落後的，對人所造成了巨大的壓力。

我幼時母親告訴我廣東人、香港人聰明理性，沒有得精神病的，香港也沒有精神病醫院，現在倒好用廣東話來說：青山爆棚（香港精神病醫院人滿為患）……；核電站泄輻事故、汽車、電子、電腦、手機以及各種家用電器在生產商的逼迫下人們不得不不斷的換代，官商勾結進行各種肆無忌憚的破壞原生態的拆遷，之後的工程以及新型的建築物的後遺症；這一切與人體內部的輻射污染，自然環境空氣污染及電子廢料的污染均有直接的關係，這就是這一代人亞健康的根源。

2. 別依賴醫院

在我們求醫難的社會環境，中醫的培養方法有了改變（由家傳師父授徒方式改變為學校讀書的方式）而式微（顯得越來越差），西醫在與中國崇洋迷外的環境影響下的霸道，沒有錢就不能夠住醫院，一點小

病就開刀，小病開成大病。

我在奧地利曾經有過一位學員就開過十一次刀，她後來的症狀，我覺得就是手術後遺症。

美國約翰霍蒲金斯大學生物物理博士王唯工先生寫的《氣的樂章》，在書的封面上他寫到「**西醫是治你不死的學問，中醫是讓人活得快樂的學問**」我十分贊同。

現在的醫院能醫好的病人是百分之三十，醫的不好不死的百分之三十，醫死的是百分之三十，其餘的百分之十就是什麼樣的都有了，人們應該對自己的身體負責，而不能以為有了病有醫院有醫生，把自己交給醫生就得了，別忘了中國人有句俗話「庸醫誤人」。人們自己應該多學習一些醫療知識養生知識，多注意預防是自己的本分，自己對自己的健康負責。

3. 能自救才能夠救人

人能夠自愛才可以愛人，人能自救才能夠救人，現在我們練習的意拳站樁養生功，就是我們自己很好的防治方法。

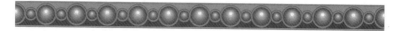

十五、結　論

中西結合東西方科學互補

(一)、說　明

　　特別需要說明的是寫本書之前，本人除了金老師的指導外，自己由學習陳氏太極拳認識了**無極椿**，經常雙手對著試手感，覺得雙手對著有一種排斥力，經過多次開合試驗，就試驗出**開合椿**。

　　因為人老腿先老，根據十二經脈的原理，用雙腳相對，腳趾抓球，編排出**渾圓扣腳椿、臥式渾圓環腿椿**。並且為孕婦增加臀部、腰部、胯部力量生產避免不必要的開刀，編排了**五心朝天功**。

　　有的時候我感到身體內部不舒服就躺在那裡，一邊想不舒服的地方，一邊出氣而且出聲，慢慢人就覺得比較舒服了，這就是書中編排的**龍吟功**。

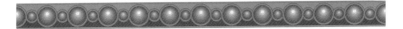

在奧地利的時候有一次與幾個人去瑞士旅遊，在雪山谷遇到風寒吃的東西又不合適，在旅館胃痛的半夜都沒有睡好，想起了樁法，結果是躺著一邊抱球一邊意念想胃一邊睡覺，連續地放了許多的屁，後半夜就睡到很好了！那次開始我就學會了睡眠抱球醫病痛，這就是我編排的**睡抱球**。

並且由學習老前輩的著作學習到李見宇前輩的**外撐樁**、韓星恒前輩的**上裹式**、**撐抱式**、**兜抱式**、**下提抱**。韓星樵前輩的**休息式**、王玉芳前輩的**神龜出水等等**。少林易筋十二經式式通一經一筋，文可養生、武可搏擊，但它是頭領全身動多靜少，如果加上意拳站樁功的久靜內修與意念的含蓄，就會更上一層樓了，這也就是我編排的易筋經十二樁。

如同魚兒得水，其樂無窮！練習這個功不僅是習武者走向武術聖殿的雲梯，修煉精深功夫的快捷方式，也是功效卓著的醫療方法。

站樁療法的最大特點就是無副作用，不論室內室外，擺好姿勢，站立不動，猶如樹樁，自然呼吸，全身保持「鬆而不懈，緊而不僵」的狀態，從而達到

「提挈天地，把握陰陽，呼吸精氣，獨立守神，肌肉若一，此其道生」的境地。

站樁的時間愈長，療效愈顯著，究其原因，是由於站樁療法能使中樞神經系統迅速、深沉、廣泛地抑制下來，使身體各組織系統增強抵抗力，使身體機能得到調節、增強和提高，達到強身健體，袪病延年的功效。但是需要學習的人有耐心、有恒心，學習起來是個苦差事，學習有了心得就如同魚兒得水，其樂無窮。

（二）、要珍惜機會

在科學面前，中國人不應該妄尊自大，更不應該妄自菲薄，各個民族都有自己的科學、文化、知識，其中包括醫學，這是各民族智慧的結晶，現在的中國人即認為自己民族是最聰明的，但是有部分人確又排斥中醫，這麼矛盾是為什麼呢？

這大多數是因為我們的教育體系是由西方來的，西方的學識（包括西醫、醫院、西藥、）早就先入為主了，（如果要是在香港當然西醫的霸道與原來的殖

民主義政策並非毫無關聯），這與在百年前大清（滿族統治）帝國的積弱也是有很大的關係的。但是如果因此我們就不能夠全方位的吸收人類的智慧，那就鑄成大錯，起碼從醫學角度出發在你性命危機，或者是身體出現問題的時候，因為你的片面主觀就失去了一次被醫治，而且有可能好轉的機會。

1. 在上帝面前機會人人平等

但是必須能夠把握學會珍惜！不要因為懶惰失去健康的機會，希望已經知道養生功的朋友們，不要因為恒心不夠而失去一次能夠戰勝亞健康的機會！上帝對每個人都是平等的，機會亦是人人平等的，上帝由不同的管道讓每個人都能夠得到健康的知識，這就看每個人自己珍惜不珍惜了！

2. 偉大的毅力出於偉大的目的

如果你當健康做為你的人生目標，那就應該有毅力學習；確實練習養生功是需要一定的恒心與耐心，現在是電子通訊時代，網上流傳著有許多養生功，其中不乏有佼佼者，看就容易學就難，所以功到自然成，貴在堅持的精神是學習者必需要有的。

因為養生功既不是數學方程式、又不是烹調技術，更不是什麼體操動作，練習這個功是需要有一種全身心投入的，是必須能夠擠出時間練的功，不然什麼樣的返老還童之術都像是似有似無，難之又難的東西。

生意場上你不去投資就肯定沒有回報，在身體健康上你不願意付出不願意投資，怎麼會得到健康呢？意拳站樁養生功就是需要時間的累積。

3. 應當感謝意拳的創始人王薌齋先生

可以說應當感謝意拳的創始人王老（王薌齋先生）的思想解放，為中華民族現代的人造了福的。因為站樁養生功夫是王老將中國武術幾百年來秘而不傳的內功心法以及集中華武術之精華創造了搏擊用的意拳，並將其中部份分解出來就創造了意拳站樁養生功，公開授徒無私的流傳給後人。

當然後人也都有根據現代科學的依據和自己的經驗發揚光大的地方，可是這些前人求之不得的內功心法，到了如今電子通訊社會，網上到處都是了反而卻不認為是寶了！

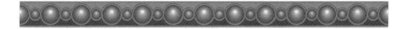

4. 不要上外來瑜伽的當

在香港許多人到處去參加什麼外國傳來的瑜伽班，結果被一些國際騙子用會員制連鎖店**倒閉的方法**給騙了，他們除了欺騙錢財之外，對參加的學員也是不負責任的，教練不顧學員的身體安危，任意搞一些高難的嘩眾取寵的動作，讓學員受傷害也不賠償（身體的傷害又能夠怎賠償），這是因為什麼呢？

這其中之一就是崇洋迷外，其二就是沒有耐心，喜歡速食文化。東方科學中華民族的文化遺產之所以能夠遺留下來的價值，就是中華民族人民的美德——耐心。

5. 中華民族人民的美德——耐心

當我們失去耐心的時候，同時也就失去了自信，所以才出現那麼多的崇洋迷外，那麼多的外來主義。希望現在能夠接觸到的人學會珍惜，當然學習是需要在導師的帶領下最好，因為有老師的指導即學習的快並且安全。希望後人也應該無私的將它傳給所有需要的人，學到者就應該開班授徒，讓它能夠在人類中傳宗接代開花結果。

6. 繼承民族文化遺產對自己進行搶修

心情舒展開闊樂觀，信心十足，忘記一切負面的事情，其中包括身體的不舒服，個人命運的順逆，這是在練習養生功時必須有的心態，那怕是天大的事情都要暫時放下。為什麼現在流傳的養生功大多數都是佛道兩家傳下來的，因為他們食宿在寺院道觀，對世俗的牽掛比較少心靜有時間。

前幾天晚上看電視還看到珠江台介紹了一位河南安陽縣有位和尚高僧吳雲青（注：十三）活了一百多歲。他們除了內心世界的修養之外就是研究（養生）自己的健康了，他們講的是修行（人生）、修養（情緒）、修煉（身體）；那麼，我們處於亞健康情況下的現代人應該做的事是搶修，為什麼要搶修呢？必須說明亞健康就是不健康，因為我們的健康已經受到了傷害，所以急於需要搶修！

注十三　　吳雲清，曾是延安市政協委員的吳雲清老人，出生於清道光十八年（即1838年），由於他注重養生保健，一生少病，（有資料顯示）他活到160歲高齡。於1998年去世。

(三)、幾個例子

1. 北京楊寶森先生

以下贈詩一首以表體會及意謝。

五律（練功心得體會）

（一）時間要恒定，　　早晨六點鐘。

　　　晚間要固定，　　最好八點鐘。

（二）環境很重要，　　清靜樹林中。

　　　站位方向準，　　面向磁場星。

（三）整理好心情，　　無為靜鬆空。

　　　要想出效果，　　主要是放鬆。

（四）站姿很重要，　　規矩要記清。

　　　不可太隨意，　　正確才入境。

（五）開始五分鐘，　　保持一刻鐘。

　　　千萬要記住，　　堅持才出功。

（六）呼吸吐納勻，　　血隨氣循環。

　　　手掌發麻時，　　始知功效出。

（七）只要有信心，　　掌握好進度。

　　　制定計劃表，　　認真仔細填。

（八）平常不努力，　有病徒傷悲。
　　　要想少得病，　只有攻對功。

（九）勸君常練功，　經濟又省錢。
　　　堅持長時間，　病少又康健。

（十）無病一身輕，　飲水要思源。
　　　身體康健時，　感謝諸先賢。

2. 香港Wendy小姐站樁感受

我未跟涂師傅學站樁及太極拳之前，腰脊常不舒服、右肩感僵硬、右手無名指無力引致拿重的杯子或扭開樽蓋都不能。真開心經跟涂師傅學及練習站養生樁功之後，不知不覺右手已有力扭蓋及拿杯子了，而且當站了一段時間後，身體會暖及熱起來。記得有一次開會因房內冷氣太猛手凍到不得了，心想試坐樁是否亦能把身體和手暖起來，果然手真的暖了！

站養生樁功不單改善血液循環以使身體溫暖，又可以令我感到精神起來，腰脊部不適亦有改善並感有力挺直。經常站樁養生功真的能幫到我改善身體。當然要做到涂師傅經常講的要花功夫才行，就是要安排

時間去練去站才能有收穫。

3. 香港鄧小姐

　　雖然我本身不是一位愛好運動的人，但亦知道保持身健體健康的重要性。於是在回港定居後，我決定嘗試學太極拳。除了是想令身體健康外，也希望可以使我的肩膀疼痛問題有所改善。

　　我跟了涂師傅學太極拳老師同時教給我站樁功，現在已有一年多，從練習中慢慢地學習到太極拳站樁功之理，和那種盡量維持心境平靜之意念，逐漸地發覺到我的健康狀況及肩膀問題也有所改善，由痛變的不痛了。我以前一直以為，太極拳站樁功只是一種老人家的運動，但事實上，我深信每個人都能從中受益。而且在西方國家也漸變得非常流行。

附：意拳述珍

2008年初赴北京
有幸訪問金啟榮先生談意拳

涂恩光　筆

　　金先生說：王薌齋先生是個有大智慧的敢於創新的一代宗師，他打破了老中華武術保守的傳統，將授徒改為教學，他將人體力學、掙力、心法（意念）這些本來是傳統保守的老拳師從來都秘而不宣，或者是總結分析不出來的。

　　其中尤其是「心法」，原來的傳統拳師是不傳的，只是讓徒弟們自己去琢磨的。但是他確毫無保留的教給了學員，並且留給了後人，王老精簡的吸納了各家拳種中的特長，打破了各門派武術的神秘性，吸取了他們部分優良的「功法」，創造了「意拳」，它是一種近代中國武術具有先進訓練方法的無招無式套

路，以「精神意念」為訓練主導的集古今中外武術之精髓的拳種，就目前現代我們的表演武術相比而言，意拳是最科學最有實戰價值的，非觀賞性（沒套路）的「技擊武術」。

金先生說：總結一下經驗「意拳」是王老集中國傳統武術優良功法之大成，培訓散打運動員的的拳種。王老對中華武術的革新發展做出了巨大的貢獻，「意拳」是實戰競技性極強的拳種。

金先生說：他習拳四十年受益非淺，並且特別強調學習意拳也必須具有各種體能訓練的基礎，以提高自我體能是必不可少的。其中包括跑步、跳、踢、打沙袋、耍石鎖、抖皮條，挑地稱、拉滑車以及武術摔跤基本功等，尤其是學習過其他武術者，就更能夠體會和體會的到意拳博擊上的獨到之處。

首先說意拳特別強調「意念」，其實「意念」就是 武學的「心法」，是需要「專心」「靜心」「想像」，是 練習時在對各種目標比如對「勁」的想像和尋求，實戰時候意志的導向和精神激勵的結合，特別強調「意念」是學習意拳重要的前提之一。

在站樁，試力發力試聲走步推手斷手中注意「意念導向」是練習意拳的前提，例如站技擊樁內心想的面對千軍萬馬狼虎豹的意念，試力的人在水中以手推木和旋轉動作的「意念」，摩擦步趟泥的「意念」都是練習中必備的前提，練習「意拳」的功夫動作中「意念」無處不在，「意念功」既是增長功力的訣竅，又是挖掘自己的潛力和超越自己提高自己頑強鬥志的一種良好的鍛鍊方法，沒有「意念」就沒有「意拳」，在練習與搏擊的動作中只有能夠用「意念」掌控一切者，方為掌握「意拳」的真諦者。

在最高階段的學習中，學習者必須以自己作為一個「搏擊者」為目標，才能夠提高自己的搏擊能力。另外，在斷手搏擊的過程中才能夠體現的到鬆緊之間的相互轉換的過程，爭、撐、鑽、裹、橫、踐，以及用全身形發出的螺旋力不是單一肢體的螺旋力，所有訓練關鍵在於發力。

學習意拳需要重視發力和斷手，學習過程中只有在發力和斷手中才能夠體現你的學習成果。

站　椿：

此為武學的築基功，站椿是一種令人體返璞歸真回歸自然（因為現代化的生活方式破壞了人本來健康的體魄，但是人的「潛力」無窮）的鍛鍊方法，站椿可以調整人體的微循環對人體的五臟六腑，起到調整按摩作用，可以使人延年益壽，身強體壯。

搏擊椿源於達摩的面壁、少林、南拳的蹲馬，形意太極的基本功，是增加人體內部敏銳的反應力，提高人體協調性的鍛鍊方法之一，站椿也培養人的進攻防守的格鬥意識，站椿雖然不能夠增長人的本力，但是可以由「意念」挖掘人體的「潛力」增加人體的密度，控制四肢集中全身的微循環（也就是中醫的氣血），產生一種「混元協調力」，其中包括平衡力、螺旋力、三角力、折疊力、槓桿力、二掙力、梢節力、定力、彈簧力。

並且在格鬥打擊對方的時候接觸面上自然的產生出一種氣血共振的暴發力，好功夫就是把人站空了，一椿一勁多椿多勁，每勁均有六面，椿式越多渾元力

越充實，就是圓的空殼越充實（就是這樣的反反覆覆空了再充實空了再充實），人體產生的應用自如的自然勁就越強這就是渾元勁。

椿功中以渾元及龍虎二椿為重要，站椿必須專心入靜及豐富的想像力，需要有好的環境依山旁水安靜舒服。

試　力：

力由試而知，力由試而得。試力是站椿的發揮，練習是在無對手的情況下尋找軌跡的操手，是對勁的體認，是在培養練習人體內的力量在「意念導向」下運行軌跡沉、拖、分、閉的平衡度觸覺和熟練度。

學習搏擊的人員練習試力的時間應該多於練站椿的時間，才能夠增長內勁和搏擊身形手法的技能，試力是在每個椿式延伸的基礎上做，試力的方法應該按照站椿式，每椿一試，在試之中去求勁，在試之中求軌跡，在試力之中去求感覺去求勁兒(力)，試力如同太極的小圈。

發　力：

　　意拳為近代武術最強調發力之拳種，以相當於形意拳的神、心、意、力為基礎的發力練習、練出的就如同打噴嚏一樣的自然的暴發力，又如同論鞭子一樣甩出的鞭梢力等，發力是人體本能鬆緊轉換的發揮，是如同子彈一樣由起點到落點的加速度。

　　意拳格鬥由於樁功試力協調內在力的平衡，所以發力是輕鬆自如乾淨俐落，由起點到落點的加速度，因此站樁──為力的協調，試力──為力的尋找凝聚和軌跡結合的運行，發力──為力的軌跡運行加速度至觸點的爆發，如果不重視發力，就不可能成功，應該特別注意的是起落點鬆緊的轉換瞬間「意念」的協調，協調不好就發不出冷脆驚憚的暴發力，這也是意拳的特點。

　　太極拳是講由大圈練習到小圈，「意拳」沒有圈、沒有線只有點，這就是「意拳」為什麼快？為什麼厲害？就是因為它只有起點到落點、有螺旋（小圈）沒有大圈，出的手的進攻力更快更強更有有殺傷

力，這就是「意拳」的精髓所在。

走　步：

此為武學的步法，意拳的步法出於八卦掌的趟泥步，或心意六合拳的雞腿步，或福建的鶴拳中的鶴步、還有摩擦步等……，只要掌握行步之平衡，並且能夠在瞬間（半秒）換中心，就能夠發揮自如。

比如我們通常對鑽、裹、踐的「踐」字的理解，就如同前腳踏蛇頭，後腳踏蛇尾，雙腳同時蹬撐使蛇斷之為「踐」，訓練之中均以意念為導向，各有各名、各有各形、依形附意，以意導步、無定向中生定向，進退如車輪，最後要達到的是沉、拖、凌、力、捷、踐，在練習步法的同時，也應該練習些其它種武術的腿法、腳法。

試　聲：

此為武學的聲法，通常以為發聲是為發力助威的，其實不然，只是有助於發力，是養力的。其「心法」原理是在發力時，體內肯定要產生一種由內臟氣

血共振而發出的，這種共振用聲音的形式同時出於口、鼻、出於臟腑內發出充實的共鳴而產生的吼聲，如同在挑逗狗，狗在要尚未發作前發出的吼聲反應是一樣的，聲音不能夠大，有點像悶雷，如同形意拳的虎豹雷音。

推　手：

　　也是雙人試力、聽勁 、發力、推手，訓練目的為的是培養人的攻防意識及勁道軌跡，如同太極拳的推手及南拳的橋手，詠春拳的漆Qi手（是廣東話手挨手的意思）推手的原則是不斷手的，斷手就不叫推手，推手也是斷手格鬥的良好基礎課，推手訓練是訓練人的靈敏度及反應力，是對學習者在學習站樁試力發力步法配合和體能的考核。

　　還有進一步的半搭半斷（又名搶手）傳說岳武穆創推手。整個過程是推手（不斷手）搶手（半搭半斷）斷手，推手是練習實戰的初級階段。

斷　手：

　　意拳的「競技性」體現在斷手，斷手是意拳中最重要的關鍵程式，意拳的斷手就是具有中華武術風格的散打，許多人在學習意拳的過程中，學習了其它的功法，卻忽略了或是害怕進行斷手訓練。其他功法是要在斷手中得到體驗得到考證，從中摸索經驗取得經驗反覆練習才能夠提高個人的斷手水準；我理解的意拳斷手是「渾圓一氣閃電意、雙足踐蛇周身力、雙腿瞬換似箭鏃、臂如飛輪手如刀、一點出去三點著、剎那之間人地倒」。

　　金老師說：在斷手的時候特別需要強調的是求動靜中的平衡，調動人體的積極性將阻力轉換為動力，並且有藐視一切、征服一切的格鬥武士的「精神意念」和挖掘自己的潛力、超越自己的頑強鬥志。打人發力時就是在尋求內外虛實鬆緊相互轉換興奮的一瞬間，是在尋求技擊中的整力與破體的運動過程的先決條件之一，斷手就是打人，意拳打法不是求點數，不光是打倒或者摔倒在地，而是具有殺傷力的，沒有

殺傷心就沒有殺傷力，因此意拳斷手的基本心法就是「欲置其死地而後生」（當然在訓練和切磋時只能點到而止）。斷手練習是意拳學習者必須關鍵過程，斷手功法練習必須堅持不懈，由量變到質變。

　　未經過斷手學習實際訓練的意拳學習者就沒有資格稱為意拳的習練者學習者，應該多學一些其他武術套路，這才是集大成納百川有所鑒借藝不壓身。

心　法：

　　王選傑歸納訓練方法是七大功法，其實我們總結王薌齋先生創造的「意拳」是八大功法，因為在練習過程中處處都離不開「意念心法」，「意拳」的「意」就是「心」，「意念」就是「心法」！其實意拳的「心法」是萬法之本，並且是最重要的「意拳」就是「心法拳」，人們自稱為意拳，確又往往把至關重要的「心法」忽略了，而這也正是王老的開明之處，因為通常傳統武術的「心法」秘而不傳的，意拳卻處處講心法，所以，學習意拳就不能夠不講入靜，站樁需要入靜練習，其他的也都需要入靜，都需要有

好的環境。

學習意拳的各個步驟的訓練方法都不必特別強調按部就班，應因人而異，按需參插輪迴練習，但做提高體力本能的練習是必堅持刻苦堅持練習，否則再好的技擊技能沒有好的體能也是白搭。

特別需要注意的是吸取多年來的經驗教訓，在培訓的開始階段，對初學者千萬不能天天只是枯燥地站椿，應當採取各種方法搭配訓練。其中包括武術基本功以及提高體能的訓練。

金先生不善言詞，但目前在實際的搏擊生涯中所有收穫全都得益於王老的拳學拳理，得益於老師王斌魁先生的教導。

金先生堅決反對理論與實踐脫節的空談，特別需要強調的是理論是為實踐服務的，實踐是檢驗理論的。由對實踐的檢驗的理論，再對經驗做出總結，才是有益的理論，空洞的高談闊論對意拳的提高和發展都是有害無益的。堅決反對非實踐經驗總結的理論，和目前流行於市場濫竽充數的非實踐實戰經驗空談理論的書籍。

　　談到意拳的繼承發展，金先生有自己獨特的見解，金先生自己認為學拳易，改拳難；練拳易，教拳難。金先生認為世界潮流浩浩蕩蕩順之者昌，逆之者亡，適者生存，雖然說意拳是經過改革的好拳種，但是目前面臨著國際化、現代化、市場化的種種挑戰，如果不改革也不一定能夠留存。

　　目前的中國的武術因為教學方法問題以及如何普及和發展如何進入市場等，都存在著嚴重的問題，意拳也同樣面臨著必須改革才能夠發展的尷尬局面。再用老方法因循守舊，傳承和發展都是很難的一件事情，因此，為了振興中華民族的武術，意拳教學的進一步改革，教學方法的科學化、規範化、普及化、興趣化、教案系統化，做到簡捷明快容易普及……等，以及市場化操作將都是需要立即提到議事日程上來的了！

　　筆者認為武術是中華民族的瑰寶，在過去若干年來由於眾所周知的原因，競技武術是被壓制的，得不到發展的，大隱隱於市、小隱隱於川。

　　目前我國還有許多武術高手被人們忽視在山川市

井之中，中國武術 自古以來就是「技擊武術」，早年流傳在「高麗」的「唐手」流傳在「沖繩」的「相撲」就都是源於中國的「技擊武術」，韓國的跆拳道就是來自於「唐手」，日本的「柔道」就是來自於「相撲」可是它們確都能夠加入了奧運，它們憑什麼？他們憑的就是這兩項運動的競技性。

無獨偶有，唯有作為武術源頭的中國傳到現在，卻因為國家管理的需要，將「技擊武術」傳變成了「觀賞武術」，中國武術之所以不能夠加入奧運，就是因為它的非競技性，我認為從競技的角度出發，就目前我國的武術而言，意拳是能夠代表武術加入奧運的拳種，希望國家能夠重視。

什麼時候國家對全體國民的身體素質的關心能夠與發展中華民族的文化遺產的尚武精神相結合，重視中華武術的「技擊性」，而不怕「民強」國富；並且不再崇洋迷外（市場上再也沒那麼多的跆拳道館、泰拳館），並且如同重視舉辦奧運會那樣的重視全民健身、在人力、物力上同樣的投入到用全民練武健身當中來，到那時候中國的武術就是真正的「技擊術」而

不是現在的「表演術」，中華武術才是真正的得到了良好的發揚和發展！（本文曾刊登於大陸武術刊物《武院》2012年1月）

金啟榮先生訪談錄
時間2009年4月

　　按：金啟榮先生自1965年拜王斌魁先生學習意拳至今已有40多年，理論上得益於王薌齋拳理，實踐中積累經驗無數，總結出了很多獨到的見解和認識。這次訪談，主編華安先生與金啟榮先生從武術文化的角度做了一次學術性交流。雖然短短一篇訪談錄所能道來的只是國術精髓的鳳毛麟角，但對於意拳的博大精深能窺見一斑。

　　華安（以下簡稱華）：在您看來意拳和太極拳、八卦等內家拳有什麼區別？

　　金啟榮（以下簡稱金）：最早的太極拳叫老三刀，可是很少有人解釋這個老三刀。為什麼叫老三刀？其實是三種勁，三種力量：靜力、動力、定力。八卦掌開始就是一個單環掌、一個雙環掌，後來演變

出來八八六十四掌。

　　武術最早的源頭就是那麼幾個勁，後來才演變出各個拳種，就連武術這兩個字也是1921年以後才有的，1921年以前不叫武術。拳種之間有什麼區別？這是一個束縛人的概念。這個拳，那個拳，往往就是一個框框繞，是你被拳限制住呢？還是你掌握拳呢？所以不能有東西把人限制住了。人是應該掌握這個拳的。其實拳沒有內外之分，沒有長短之分。為什麼有內家拳和外家拳之分呢，其實不該分，最終追求的都是一個東西。它從自然當中來，應當回歸大自然當中去，應該求這個力，力在自然，是一種本能的東西。

　　華：太極拳經常由推手研究發力，意拳也由推手研究發力嗎？

　　金：是的，意拳有推手、搭手、斷手。還有一個搶手，現在很多練意拳的人不談搶手了，意拳的發力特點是冷、快、脆。講究一個力的接觸點，其實形意拳啊，太極拳的推手也在於接觸點。在於一個起點和落點的問題。

　　意拳的推手和斷手之間的區別就是一個「點」的

問題，練到最後是沒有「點」的，摸哪都不合適。

華：太極推手更多在於「粘黏連隨」，然後破壞對方重心，不用大力把對手發出去。

金：就像意拳的斷手，其實有個奪位，不是表面形式的變化。這裡面有個角度的問題，就像太極拳講「掤、捋、擠、按、採、挒、肘、靠」也是發力角度的變化，只不過他們不用角度這個詞來說。

華：練武要把身體的自然本能練出來，這種自然本能的訓練，各個拳種都在尋找。

金：走的方式方法不一樣，也就是途徑不一樣，其實目標都是一樣的。

華：包括太極拳，大家都在追求一發即出的那個勁，意拳當中怎樣理解這個勁。

金：無定向中產生的定向，就像一顆炸彈，爆炸的時候有方向沒有？它是四散的，是多角度的，可是你在哪個方向碰到它，它的威力都是一樣大的。因為你站在他的發力範圍之內，所以王老（王薌齋）談這個，將它叫做渾圓爆炸力，他不是簡簡單單談一個爭力的問題。各門各派談的力都是一個爭力。爭力其實

就是矛盾力。王老在爭力的基礎上又昇華了一層，產生了爆炸力。

華：太極拳有句話叫「十年太極不出門」相比之下練起來要慢一些！

金：意拳，說句實話，比較簡潔，比較快。

華：那在意拳裡具體由什麼樣的方法進行訓練。

金：王老已經把這個東西簡煉出來了，包括站樁啊、試力啊、走步啊。

華：王選傑提出的七大法門站樁、試力、試聲、發力、走步、推手、斷手，就是意拳的系統鍛鍊方法，是嗎？

金：是的，還有一個「心法」，我們總結王薌齋創造的意拳應該是八個法門。「無法」就沒法練。但這些方法是相輔相成的，不是一、二、三、四、五……的順序。有人說，「我先站樁行不行」。行！「我先試力行不行」，也行！這些方法沒有先後之分，先學哪個都成。但王老談到「有法不是法」關鍵是看你能不能破這個「法」。在你掌握一定程度以後，最終要達到隨心所欲。

華：先有為，後無為，但在剛開始的時候就的看怎樣的練法最科學、最自然。

金：練拳不能練成循規蹈矩的機械運動，要有精神和意感。一個形似，一個神似。可是現在求形似的比較多。很多人學拳都在模仿，模仿動作，能說這個動作一定是規範的嗎？不一定！在散打的時候、在拳臺上的時候，就沒有規範可講。所以說「有法不是法」，不是學一種束縛人手腳的方式方法。人首先不能束縛大腦，要放開，頭腦放開了才能影響四肢，四肢才能放得開。學拳不能學出一個「框框」限制自己，要發揮自己的靈智，才能做到隨心所欲。

拳無定式，沒有好壞之分。第一，要看是否科學；第二，要看是否符合哲理；第三，要看是否實用。拳在法外，意在技先。要追求「真趣」。拳是矛盾的對立統一。

華：學習書法的過程中，用筆是最重要的，講究骨法用筆，筆用好了，書法也就能入門了。您認為學拳最重要的地方是什麼？

金：跟書法、繪畫是一樣的。書法繪畫都在於臨

摹，得反反覆覆地臨摹，你要寫一天的字就得臨一天的字。為什麼人家是書法家，人家寫出這個字來是有骨有肉，是活的，不是死的，它有一種靈氣，這就是神。這個意拳，也可以叫做神拳，這是我的看法，以神意為主。無論幹什麼都得用一種精神去支配。你的精神不能倒，精神不倒可以做一切事情，精神倒了就什麼事情也做不了，也就達不到你要的目標。

華：就拿站樁來說，意拳站樁的時候，是不是講究意念五分，形五分？

金：是的。

華：也就是說，做一個形出來，精神都要貫穿到其中去。那要不要在練拳的時候採用假想或假借的方式？

金：可以用假借，假借這個東西本身就是抽象的，也就是精神導致物質，物質變精神。這是相輔相成的，就像佛教裡談「色與空」，一切物質為色，一切精神為空，佛教是這麼解釋的。所謂空即是色，色即是空，就是說精神和物質實際是一體的。

華：意拳如何理解鬆與緊？

金：鬆也好，緊也好，都是用你的精神和意感，都是由抽象變為具體。只有在鬆和緊的情況下才能做到動跟靜之間的配合。緊，緊到什麼程度，鬆，鬆到什麼程度？緊是絕對的。到頭了，就是緊了，那身體就死了、僵了，沒有再生能力了。

鬆是相對的，鬆到什麼程度，就有什麼程度的再生能力。要想有個好的發力，必須有先決條件，其實站樁沒有什麼特別之處，不管站什麼樣的樁，就一個字，鬆字。鬆完了之後才能通，通了才能達到協調，協調以後才能達到具體的動作。

華：意拳中所談到的「點緊身鬆」是不是就一種運動中的協調。

金：對！但我認為這句話有它不全的地方，應該是「點重身鬆」。你跟我接觸上了，你按不進來，這個接觸點是重。為什麼要身鬆呢，身鬆你才能協調，才能運用好的發力。

華：協調太重要了。

金：對，包括運動員，都在講一個協調的問題。沒有協調就不可能出成績。

華：協調說起來很容易，但要做到就很難了。

金：有些人練拳，說「我的腰啊，我得練腰啊！」哪有腰啊？這是一個全身運動，怎能把這個局部拿出來練。有的老師講拳，說你這動作不好，怎麼不好呢，說腰不合適、腿不合適、頭不合適，其實這是一種錯誤的談法，他合理不合理你根本就看不出來，他是否能發揮出力量，他在那一比劃，你並沒有感覺，你怎麼知道他這東西好不好？老師是依著自己的經驗在談，他談問題的角度是出在他自己的位置。應該從多方面的角度看待。

華：就像書法一樣，不能單說某一筆不對，應該從整體的角度來看。

金：對！其實練拳就像寫字一樣，「橫平豎直」是基礎，基本功寫好了，之後就得有個搭配的問題。有時候可以看到草書中一筆拉得很長，比其它字大幾倍、十倍，其實它是有章法的，不是胡來的。練拳的發力也是一樣，發力不是為了給別人看的，而是自身能不能均衡、是不是協調。

華：書法沒有一成不變的寫法，必須每一筆共同

構成和諧。光靠一筆兩筆好看是沒用的。

金：對！練拳跟書法一樣，其實最後也就是看效果怎麼樣。不管你怎麼去練，其實練什麼都對，練什麼都不對，不能鑽到表面的形式裡去，關鍵是你練的效果。沒有絕對的對錯之分。只有當與不當，當就是合適。

華：如果練得不當，不但不能健身還會有害身體。

金：對！人為什麼會生病呢？老子認為不能違背自然規律。有的人大冬天的大光膀子在河邊練，練得一身汗，不符合生理衛生。剛子午的時候，人們都在休息呢，他起來練去了，才一兩點鐘，用功去了，那是不合理的。練拳，包括站樁，是有方向的，有時節的。這是根據《黃帝內經》產生的。因地制宜，因人設事，有心臟病該怎麼站，血壓高怎麼站？根據每個人的條件環境制定。如果說人躺著起不來了，怎麼辦？所以，行走坐臥都有樁。

不同的人練意拳有不同練法，比如有的人只求身體健康，那就可以練養生樁。

華：意拳的養生原理是什麼？

金：運動是在幹嘛？是調整身心，人的鍛鍊分兩種，一種是生理上的鍛鍊，一種是心理上的鍛鍊。鍛鍊可以延緩功能減退，不是不減退，是延緩減退。五臟六腑由鍛鍊達到健全。不是某種功法可以治病。運動的時候到外面去，天天活動，接觸空氣陽光水分，這才是調整，再有個好的心態，可以溫養你的神經、調節肌肉的鬆緊。

華：意拳怎麼看待「整」的問題。

金：打個比方，就像建築，這個樓房為什麼能在這站著。因為他有內應力，內在的力和外在的力產生平衡，這樓房才能站住，外在的力大於內應力，或內應力大於外在力，這樓房就站不住。就像煙囪總是在晃蕩的，它要不晃它就躺下啦！關鍵是內與外的平衡。

華：也就是說事物是在運動的，並不能用一種靜止的方式去看待。

金：是的，世界上的一切事物都是動盪的，只有在動盪的當中佔得住腳，才能成立、壯大。一切物質

都是動的，不可能靜止不變的。

華：我注意到您常常用其它事物來解釋拳。

金：大自然就是最好的老師。對於拳的認識不在拳裡面，拳在拳外，在於你能不能跟外界產生一種協調狀態。就是王老說的體內矛盾、體外矛盾。王薌齋自稱矛盾老人，他不是在製造矛盾，而是在解決矛盾，可是這些矛盾永遠也解決不了，因為一生二、二生三、三生萬物，並不是到三就結束了，而是新的矛盾又產生了……。（此文曾刊登於大陸武術刊物「武魂」2011年7月）

金啟榮滿族1951年出生於北京，於1965年拜意拳第二代傳人武術家王斌魁先生為師學習意拳。中國武術協會會員、中國武術六段、南少林寺武僧團顧問、北京人文武學院教授。

國家圖書館出版品預行編目資料

意拳養生科學印證／涂恩光　著
　　－初版－臺北市，大展，2012〔民101.07〕
　　面；21公分－（養生保健；48）
　　ISBN 978-957-468-887-6（平裝；附影音光碟）
　　1.氣功　2.拳術
413.94　　　　　　　　　　　101008905

意拳養生科學印證（附DVD）

著　　　者／涂　恩　光
責任編輯／黃　希　映
發 行 人／蔡　森　明
出 版 者／大展出版社有限公司
社　　　址／台北市北投區（石牌）致遠一路2段12巷1號
電　　　話／(02) 28236031・28236033・28233123
傳　　　真／(02) 28272069
郵政劃撥／01669551
網　　　址／www.dah-jaan.com.tw
E-mail／service@dah-jaan.com.tw
登 記 證／局版臺業字第2171號
承 印 者／傳興印刷有限公司
裝　　　訂／建鑫裝訂有限公司
排 版 者／千兵企業有限公司
初版1刷／2012年（民101年）7 月

定　價／280 元

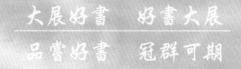

大展好書　好書大展
品嘗好書　冠群可期

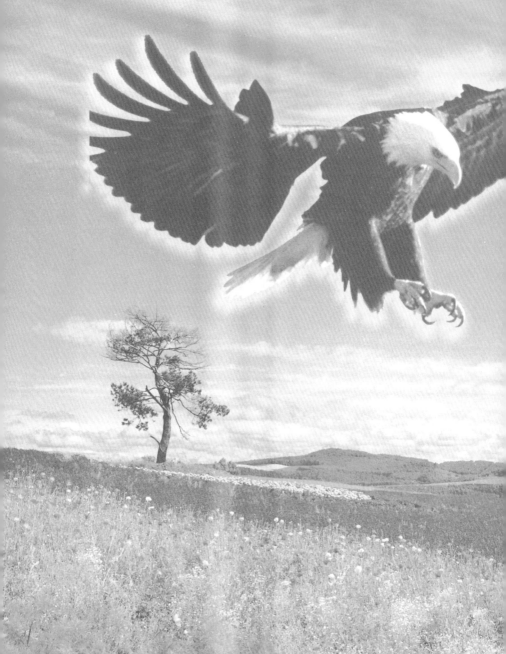